Inhalt

Darmsanierung

Darm entgiften, abnehmen mit gesunder Darmflora und Darmreinigung
Leckere Rezepte

Autor Anna Weidinger

Warum solltest Du dieses Buch lesen?

Darmsanierung – ein Wort, das uns Menschen immer stärker in unsrem Alltag tangiert.

Doch ist der Darm nicht auch ein Organ, über das wir nicht gerne sprechen, weil wir nicht immer Spaß daran finden uns über Verdauung und Co mit anderen Menschen zu unterhalten?

Genau aus diesem Grunde solltest Du dieses Buch lesen!
Du musst Dich über den so langen Schlauch in Deinem Körper mit niemandem unterhalten - Du hast vielmehr durch diese Lektüre die Chance, Deine Gesundheit zu verbessern – und das auf Dauer!

Hängt nicht vieles im Leben, wenn es um unser Wohlbefinden geht, an

unserem Magen oder an unserem
Darm?
Ja!

Weil unser Darm geschädigt ist,
funktionieren oftmals Diäten nicht mehr.
Wir müssen mit Blähungen oder
Verstopfungen leben, ohne dass wir
einen ersichtlichen Grund dafür
erkennen.
Warum schon sollte der Volksmund
sagen: „Das schlägt mir wieder einmal
auf den Magen!" oder „Da bekomme ich
ja Magengrummeln, wenn ich das
höre!"?

Genau – weil Magen und Darm oft sehr
eng mit unseren Gefühlen und den
Gehirn-Strömen zusammenarbeiten.
So kommt es auch, dass unser Magen
manchmal verrücktspielt oder wir unsere
Nahrung nicht mehr richtig verdauen
können.
Mit unserem Darm haben wir ein ultra-
sensibles Organ, das sehr schnell auf

das reagiert, was wir essen, denken und fühlen.

Eine Darmsanierung, die ich Dir in diesem Ratgeber ausführlich erkläre, lernst Du Dich und Deinen Darm besser kennen.
Das verhilft Dir nicht nur, dass Diäten wieder richtig funktionieren, sondern auch auf Dauer für Dein gesamtes Wohlbefinden einen positiven Beitrag zu leisten.

Willst auch Du Dich rund um Deine Darmgesundheit ganz neu informieren und Dich so kennenlernen, dass es Dir bei Deiner Gesundheit in Zukunft erheblich weiterhelfen kann?

Willkommen!

Willkommen in meinem Buch, mit dem ich Dir rund um Deine Darmgesundheit wichtiges Grundwissen liefere.
Mit einer Darmsanierung kannst auch Du Dein gesamtes Leben verbessern.

Mein Buch erklärt Dir dabei nicht nur die Grundlagen rund um die Darmsanierung, sondern gibt Dir auch wertvolle Tipps und Tricks an die Hand, wie Du Deine Darmflora schützen kannst.
Wie heißt es so schön?
Du bist was du isst!

Genau aus diesem Grunde gehören zum Thema Darmsanierung auch wichtige Grundlagen für Deine Ernährung, damit Du auf Dauer glücklich und gesund Dein Leben meistern kannst.

Bist auch Du neugierig auf viele Ideen rund um das Thema Darmsanierung?

Einleitung

Schön, dass Du mein Buch in Händen hältst.
Es zeigt, dass Du Dich intensiv mit Deiner Darmgesundheit auseinandersetzten willst.

Glückwunsch zu dieser Entscheidung! Der Darm ist ein so unglaublich sensibles Organ, welches in den meisten Fällen den Spiegel Deiner Seele darstellt.

Wusstest Du, dass sich in Deinem Darm mehr Nervenzellen befinden als in Deinem Gehirn?
Diese Tatsache alleine zeigt uns, dass der Darm sehr sensibel reagiert.
Nicht nur auf Stress und schlechtes Essen.

Im Darm zeigen Dir zahlreiche Nervenzellen, wenn etwas mit Deinem Leben nicht stimmt.

Bist auch Du betroffen von Krankheiten wie der eines durchlässigen Darmes (Leaky Gut) oder zumindest Verstopfung, Durchfall oder Blähungen? Leidest Du bereits an einer chronischen Krankheit, dann kannst Du unterstützend eine Darmsanierung durchführen.

Oft haben viele dieser aufgeführten Signale damit zu tun, dass unser Immunsystem nicht richtig funktioniert oder wir mit seelischem Kummer zu kämpfen haben.
Dies macht sich nicht selten macht bei unserer Darmgesundheit bemerkbar. Stress und Nervenstrapazen schlagen vielen Menschen auf den Magen und der Darm reagiert mit Durchfällen, Blähungen und Co.

Wenn Deine Darmzotten keine ganze Arbeit verrichten, können oft Stoffwechselstörungen entstehen.
Wir Menschen verbrennen und verdauen nicht mehr richtig – genau das schlägt uns zusätzlich auf den Magen.

Oder hast Du das Gefühl, dass Diäten bei Dir nicht richtig funktionieren?
Dein Darm wirkt wie eingeschlafen und Du kannst die Überschüsse der Nahrung nicht auf einem gesunden Wege ausscheiden?

Wenn Du Dich mit der Darmsanierung intensiv auseinandersetzt, kannst Du all diesen Störungen nachhaltig den Kampf ansagen.

Mit einer Sanierung Deines Darms stehen die Chancen gut, dass Du auf lange Sicht einen mehr als positiven Beitrag für Deine Gesundheit leistest.

Informiere Dich also in diesem Ratgeber rund um das Thema Darmsanierung und den Aufbau einer gesunden Darmflora. Eine Darmsanierung ist ein wichtiger Schritt auf Deinem Weg zu einer besseren Gesundheit und gehört zu dazu, wenn du langfristig fit und gesund bleiben willst.
Wetten, so wirst Du auf Dauer Dein

gesamtes Leben verbessern und auf
ganzer Linie davon profitieren?

Wie funktioniert Dein Darm?

In Deinem Bauch findest Du ein Organ, das ganze acht Meter lang ist und sich in Form von Schlingen durch Deinen Körper legt.
Der Darm.

Der Darm eines Erwachsenen teilt sich in etwa wie folgt auf:
- fünf bis sechs Meter Dünndarm
- zwei bis drei Meter Dickdarm.

Was genau passiert beim Essen und nach der Nahrungsaufnahme mit den Speisen in Deinem Organismus?

Du kaust Deine Nahrung - am besten sehr sorgsam – denn wie wussten schon unsere Großeltern:
Gut gekaut ist halb verdaut!
Wenn der gut gekaute Speisebrei über die Speiseröhre in Deinen Magen

gelangt, entsteht ein Gefühl der Sättigung. Dieses Gefühl tritt meist nach 20 Minuten ein. Daher ist es sehr wichtig, langsam zu essen damit man auch die Möglichkeit hat zu spüren, wann man satt ist.

Nach dem Magen gelangt der Speisebrei in Deinen Darm.
Die einzelnen Darmzotten, die stets für Dich aktiv arbeiten, transportieren wie eine Pumpe die Speisereste langsam weiter.
Dabei werden von den Darmzotten alle Nährstoffe, die der Körper benötigt, aufgesaugt.
Über die Blutbahn gelangen alle Nährstoffe in Deine einzelnen Organe.

So können Leber, Nieren, Gehirn und Muskel mit allen wichtigen Nährstoffen versorgt werden, damit diese effizient und gesund ihre Arbeit verrichten können.
Wenn der Speisebrei dann weiter transportiert wird bis zum Mastdarm,

sind alle wichtigen Nährstoffe bereits aus der Nahrung entzogen worden.

Was passiert im letzten Stück Deines Darmes, im Mastdarm?
Hier werden alle Überschüsse Deiner Nahrung ausgeschieden. Es wird Wasser entzogen, falls Du zu wenig getrunken hast. So kann Verstopfung entstehen.

Im Stuhlgang, den Du regelmäßig über den After ausscheidest, werden Schlacken und Gifte sowie alle nicht verwertbaren Nahrungsbestandteile ausgeschieden.

Manchmal verwechseln wir Menschen das Wort Verdauung mit dem Begriff Stoffwechsel.

Als Stoffwechsel wird nicht nur die Arbeit im Darm bezeichnet, sondern auch all Deine Organfunktionen der Niere, der Leber oder der Hautzellen.

Auch darüber kann Dir Dein Körper anzeigen, dass Du zu viel Stress hast.

Viele Krankheiten können erst dadurch entstehen, dass Dein Darm nicht richtig für Dich arbeitet.
Denn auch hier gilt ein altes Sprichwort: Du bist, was Du isst!

Genau aus diesem Grunde werde ich Dir in meinem Buch die tiefen Zusammenhänge der gesunden Ernährung mit einer vernünftig funktionierenden Darmflora genau erklären.

Schon im Vorfeld sei erwähnt, dass unser Darm vor allem eines braucht, damit er gute Dienste in Deinem Organismus für Dich leisten kann:

Viel Flüssigkeit wie Wasser oder Kräutertees

Das aktiviert die Darmzotten zu guter Arbeit, macht den Stuhl weich und beugt Verstopfung vor.

Bewegung:

Wenn Du Dich ausgiebig bewegst und vor allem an der frischen Luft ausdauernde Spaziergänge pflegst, wird Dein Darm nicht träge werden.

Ernähre Dich gesund:

Hier sind Pflanzenkost wie Obst und Gemüse Gold wert!
Achte auf eine gesunde Lebensweise, die Stress vermeidet.

Doch zu diesen Tatsachen, die Du sicher nicht zum ersten Mal hörst, werde ich Dir später noch nähere Informationen liefern.

Vielmehr möchte ich Dich in diesem Kapitel dazu motivieren, Dir einmal Deine Gesundheit als ganzheitliches Wunderwerk näher zu betrachten.
Der Darm ist viel mehr als nur ein langer Schlauch, der die Speisereste weiter pumpt.

Er ist ein sensibles Organ, das viele Nervenzellen beinhaltet – Du solltest dieses Organ also mehr als ernst nehmen!

Bitte überlege Dir einmal, wenn die bereits erwähnten Krankheiten bei Dir auftauchen sollten, ob Du in Form einer Darmsanierung das Unkraut an der Wurzel ausreißen willst.

Wir Menschen nehmen viel zu oft Antibiotika ein oder trinken ungesunde Getränke wie Alkohol, essen zu fett, zu viel und vor allem das falsche.

All das schädigt den Magen oder den Darm.

Doch anstatt uns mit dem Thema Darmsanierung intensiv zu beschäftigen, nehmen wir Pillen gegen Blähungen ein oder sorgen mit Hilfe von Abführmitteln dafür, dass die Verdauung wieder auf Trab kommt.

Ich bitte Dich aber dabei zu bedenken, dass damit das zugrunde liegende Problem in keinem Fall gelöst ist.
Ganz im Gegenteil:
Du hast mit anderen Nebenwirkungen zu kämpfen und musst Dich mit anderen Begleiterscheinungen herumschlagen, die Du ohne die Medikamente niemals spüren müsstest.

Denke an eine sehr natürliche Darmsanierung, wenn Du folgende Beschwerden hast:

- Übelkeit
- Erbrechen
- Durchfälle, die immer wieder auftreten:

Hier kann Stress oft den besten Nährboden liefern.

- Unreine Haut oder schlechte Haut:
  sie reagiert sensibel, indem sie oft Pickel, Mitesser oder Reizungen aufweist.
- Verstopfungen und dauerhafte Beschwerden bei Deiner Verdauung.
- Depressive Verstimmungen, weil Diäten nicht funktionieren.
  Wenn Du, auch bei sinnvoller, kalorienarmer Ernährung, kein Gramm auf Dauer abnimmst, kann Dein Darm dafür verantwortlich sein.
- Du reagierst oft mit Sodbrennen oder Magendruck?
  Eine Darmsanierung kann Dir dabei helfen, auf Dauer nahezu ohne diese Beschwerden auszukommen.
- Heißhungerattacken:
  wenn Du aus Frust immer wieder, gerade nach einer zuckerhaltigen

Mahlzeit, in Fress-Attacken
gerätst und diese auslebst, ist
eine Darmsanierung ein guter
Weg.
So darfst Du auf Dauer Dein
Leben im Sinne Deiner
Gesundheit umstellen.

- Müdigkeit ohne Grund? Der Darm
  kann hierfür die Verantwortung
  tragen.
- Mundgeruch und vermehrte
  Schweißbildung:
  Wusstest Du, dass auch bei
  diesen äußerlichen Beschwerden
  Deine mangelnde
  Darmgesundheit der Auslöser
  dafür sein kann?

Kannst Du mehr als eine Frage mit JA
beantworten? Dann ist eine
Darmsanierung genau das richtige für
Dich!
Bitte achte auf Deine Darmgesundheit
und nimm all diese Symptome mehr als
ernst.

Wie gesagt:
ein gesunder Körper und ein vernünftig arbeitender Darm reagiert nicht mit Sodbrennen oder Durchfällen auf Alkohol und Nikotin.
Viele der negativen Umwelteinflüsse machen jedoch unsere Darmflora kaputt. Dabei sind nicht nur Zucker, Konservierungsstoffe und Nikotin Gift für Deine Darmflora und auch Deinen gesamten Körper.

Bist Du jetzt neugierig darauf, wie Du Dich ganz ohne pharmazeutische Medikamente auf gesunde Art und Weise therapieren kannst?
Eine Darmsanierung bietet dir eine Eintrittskarte zu einem dauerhaft gesunden Leben!

immer mehr Menschen greifen unter anderem genau aus diesem Grund zurück zum Ursprung des Lebens.

Früher gab es weder Abführmittel noch chemisch hergestellte Substanzen, die den Magen und Darm gepusht haben. Die Menschen haben auf ganz natürlichem Wege selbst für ihre Darmgesundheit gesorgt und positive Dinge unternommen um ihre Gesundheit zu erhalten.
Viele Kräuter und andere natürliche Wege sorgten dafür, dass die Gesundheit „am laufen" blieb.

Was ist heute? Heute wird zuerst zu Pillen und Tropfen gegriffen, die nachhaltig in den Prozess der Verdauung eingreifen und mehr Schädigen als Nützen.
Zum Glück finden immer mehr Menschen wieder zurück zum Ursprung der Natur.

In diesem Buch findest Du viele gute Mittel und Wege, damit Dein Darm auf natürliche Art und Weise wieder aufgebaut wird.

Zugegeben, ganz ohne Dein eigenes Zutun wird es nicht funktionieren, dass Deine Darmzotten wieder in Schwung geraten und Du auf natürlichem Wege Deine Speisen wieder richtig verarbeitest, verwertest und verbrennst.

Was garantiere ich Dir in meinem Buch also nicht?
Ich liefere Dir sicher keine schnelle Wunderpille, denn die Darmgesundheit solltest Du Dir langsam selbst erarbeiten.
Dafür biete ich Dir an, dass Du ganz ohne Medikamente Deinen Darm sanierst.
Wenn Du einmal verstanden hast, dass Die Darmsanierung Dir im Grundsatz ein gesundes, vitales Leben auf Dauer ermöglicht, wirst Du sensibilisiert auf eine gesunde Lebensweise.

Die Tatsache, dass Du dieses Buch in Händen hältst, zeigt mir, dass Du bereit bist, Deine Lebensweise zu ändern und

Dich für Deine eigene Gesundheit stark zu machen.

Bitte überlasse in dieser Angelegenheit nichts dem Zufall – eine Darmsanierung hilft Dir auf Dauer viele Beschwerden wie Übelkeit, Durchfälle oder gar Depressionen loszuwerden – und das auf ganz natürlichem Wege!

Tipp:

Eine Darmsanierung lohnt sich in jedem Falle, wenn Du für Deine Gesundheit auf lange Sicht betrachtet, sorgen willst. Der Darm wird entgiftet, entschlackt und von allen Schadstoffen befreit.

Im Anschluss kannst Du mit gesunder Nahrung und einer sinnvollen Lebensweise Deine Darmflora so sanieren, dass Du mit Diäten Erfolge feiern darfst, Du frei von Verstopfung oder Durchfällen sein kannst und Du Dein gesamtes Leben verbessern wirst.

Mono-Ernährungen oder Diäten finden hierbei keinen Platz!

Bist auch Du jetzt richtig neugierig auf die einzelnen Schritte der Darmsanierung?

Was eine Darmsanierung für Dich bedeutet

Sicher hast jetzt Du die Zusammenhänge von Magen, Darm und auch ggf. Deiner psychischen Verfassung besser verstanden.

Dabei sind die Worte „Darm" und „Sanierung" oft negativ behaftet. Warum eigentlich?

So sage ich jetzt, provokant, zum Begriff Darmsanierung Worte wie „gesund leben" oder „auf Dauer schlank und fit das Leben meistern!"
Genau das sind nämlich die Vorteile, die Du mit einer Darmsanierung erreichen wirst.

Durch die Darmsanierung werden mögliche vorhandene Ablagerungen an den Darmwänden entfernt.
Bereits bestehende Entzündungsprozesse der

Darmschleimhaut werden gelindert oder sogar behoben.

Die Darmschleimhaut kann sich regenerieren und im Anschluss wird dann die Darmflora wieder neu aufgebaut, so dass die nützlichen Bakterien wieder überwiegen und die schädlichen ausgeschieden werden.

Ich erkläre Dir in diesem Kapitel jetzt genau, wie Du bei einer Darmsanierung vorgehen kannst, damit Du die für Dich passende Therapie findest und nach Durchführung einen sehr positiven Effekt erleben kannst:

die Heilung vieler Deiner Beschwerden. Denn die Veränderung in Deiner Darmflora führt zu einer gravierenden Verbesserung Deiner Gesundheit.

Schon allein wenn Deine Verdauung sich verbessert hat führt dies zu einem erheblichen Wohlgefühl.

Je besser die Verdauung funktioniert, umso besser können Nähr- und Vitalstoffe aufgenommen werden.

Als erstes stelle ich Dir jetzt viele Verhaltensweisen und Lebensmittel vor, die Deine Darmflora schädigen können. Wenn es um Deine zukünftige Gesundheit geht, überprüfe Dich und Dein Leben, damit Du Dich selbst heilen kannst:

1. Nikotin und Alkohol schädigen Deinen Körper auf Dauer.
   Auch Deine Darmgesundheit wird hierbei stark in Mitleidenschaft gezogen.
2. Bitte nimm nur die Medikamente ein, die unbedingt notwendig sind.
   Antibiotika auf Dauer ist Gift für Deinen Körper.
   Bedenke dabei bitte auch, dass Du über die Massentierhaltung das Fleisch zu Dir nimmst, das mit Antibiotika versetzt ist.
   Das sorgt nicht unbedingt für Dein Wohlbefinden, oder?
3. Vermeide bitte den Konsum von Zucker.
   Zucker schädigt die Darmflora

und blockiert die einzelnen Darmzotten bei ihrer vernünftigen Arbeit, die sie für Dich verrichten sollen.

4. Bitte achte darauf, dass Du möglichst wenige Konservierungsstoffe und künstliche Farbstoffe zu Dir nimmst.

5. Tierische Fette und Weißmehlprodukte sind keine Lebensmittel, die Dein Darm automatisch gut vertragen kann.

6. Den Verdauungsschnaps nach einem fettreichen Essen solltest Du Dir am besten schnell abschminken.
Das ist nur ein kurzfristiger Effekt, der für Deine Verdauung wirkt. Alkohol schädigt auf Dauer Deine Gesundheit – zu fettreiches Essen ebenfalls!

Diese, eigentlich jedem Bekannten Verhaltensweisen sind schon die ersten Schritte die positiv dazu beitragen, wenn

Du Dich an das Thema Darmsanierung heranwagst.

Ich lade Dich in diesem Ratgeber außerdem ein, dass Du Dir einmal genau überlegst, wann Du wie reagierst, wenn Du Dinge isst oder trinkst.
Versuche Dir einfach einmal folgende oder ähnliche Fragen zu beantworten:

> Wie reagiere ich nach einem Glas Rotwein oder nach einer fettreichen Mahlzeit? Erleide ich vor allem dann Sodbrennen, Magendruck oder Verdauungsprobleme?

> Geht es mir nicht seelisch und körperlich besser, wenn ich mich sehr ausgiebig an der freien Natur bewege?

> Warum nur esse ich immer wieder Zucker und will im Anschluss die deftige, fettreiche Mahlzeit, die mir mehr schadet als nützt, in mich

schlingen?

Reagiere ich in sehr stressigen Phasen meines Lebens immer wieder mit Verstopfungen, Durchfällen und Co?

Nach einem Fertiggericht aus der Kantine und dem üppigen Essen beim Besuch der Familie bin ich immer sehr träge und müde. Dann werde ich schon leicht depressiv. Warum ist das so?

Fällt Dir dabei etwas auf?
Was wir essen und vor allem, wie wir es essen, hängt sehr stark damit zusammen wie wir uns im Anschluss fühlen.
Bei der Darmsanierung lernst Du, Dein Essen gut zu kauen und mit Bedacht und Genuss zu essen.

Achte auf Dich und entwickle jetzt schon die Sensibilität dafür, was Dir guttut und was nicht.

Das ist die Grundlage, dass Du Deine Darmsanierung mit Erfolg durchführen kannst.

Die Darmsanierung ist eine gute Methode, damit Du auf Dauer Dein Leben verbesserst.

Allerdings gehört es unbedingt mit dazu, dass Du Dich selbst schützt und Dir selbst mit einem hohen Maße an Achtsamkeit im täglichen Leben begegnest.

Dann werden Diäten gut funktionieren, Du wirst selbstbewusst und schlank Deinen Alltag meistern.

Da mit einem gesunden Darm Stoffwechselabfallstoffe schneller und vollständig ausgeleitet werden, wird Dein Körper auch nicht mehr damit belastet.

Die Körpereigene Abwehrkraft wird ebenso stärker, da ja wie Du weißt, der

Großteil Deines Immunsystems sich im Darm befindet.

Somit ist man nicht mehr so anfällig für akute als auch chronische Krankheiten und hat mehr Kraft um den Alltag zu bewältigen.

Jetzt schon stelle ich Dir viele gute Lebensmittel vor, die einen positiven Beitrag für Deine Darmgesundheit leisten werden.

1. Genieße, so oft es geht, Obst und Gemüse.
   Diese Nahrungsmittel stecken voller Vitalstoffe, wertvoller Mineralstoffe und Vitamine.
2. Trinke Wasser, was das Zeug hält.
   So geraten Deine Darmzotten in Schwung.
   Durch einen soliden Flüssigkeits-Haushalt in Deinem Körper funktionieren all Deine Stoffwechsel-Vorgänge meist sehr gut.

3. Pflanzliche Lebensmittel, die einen hohen Anteil an Ballaststoffen aufweisen, sind gut für eine aktive Darmflora.
4. Baue auf natürliche Lebensmittel ohne Zucker.

   Auch Milchzucker kann für Deine Darmflora schädliche Auswirkungen zeigen. Was ist besser?

   Die Süße des Fruchtzuckers schadet meist Deiner Darmflora keinesfalls!
5. Öle, aus der Pflanze gewonnen, die aus mehrfach ungesättigten Fettsäuren bestehen, schützen Deine Darmgesundheit.
6. Gutes Bio-Food aus der Natur leistet einen positiven Beitrag für Dein gesamtes Wohlbefinden.
7. Koche selbst mit natürlichen Zutaten – so schützt Du Deinen Darm.
8. Genieße, sooft Du willst, wahre Kräuter-Schätze aus der Natur. Rosmarin, Brennnesseln oder

Thymian sorgen dafür, dass Dein Körper effektiv Schadstoffe abbaut und Dein Stoffwechsel positive Dienste für Dich verrichtet!

9. Du liebst die Schärfe von Ingwer, Chili, Pfeffer und Co?
   Diese scharfen Substanzen fördern Deine Darmgesundheit erheblich.

10. Bewegung ist Gold wert, wenn Du auf Dauer Deine Darmzotten in Schwung halten willst.
    Gerade ausgedehnte Spaziergänge an der frischen Luft aktivieren die Darmtätigkeit auf natürlichem Wege.

11. Sorge für die Vermeidung von Stress.
    Stress ist Gift und sorgt für den Ausbruch von vielen Krankheiten.

12. Ausreichender Schlaf – hängt er mit Deiner Darmgesundheit zusammen?
    Ja – genau aus diesem Grunde solltest Du in der Nacht gut

schlafen.
Auch hier arbeitet Deine
Verdauung für Dich vernünftig
weiter.
Nur so kannst Du für einen
aktiven Stoffwechsel sorgen und
Deine Darmzotten dürfen ganze
Arbeit verrichten!

Tipp:

Für ein gesundes Leben solltest Du
selbst einen aktiven Beitrag leisten.
Das fördert nicht nur Deine
Darmgesundheit, sondern wird Dein
gesamtes Wohlbefinden auf Dauer
steigern.

Was willst Du mehr?

Bitte überdenke erst Dein gesamtes
Leben, bevor Du die ersten Schritte der
Darmsanierung aktiv angehst!

Sicher willst auch Du, dass es Dir auf Dauer besser geht als vielleicht gerade jetzt, oder?

Die drei wichtigen Schritte der Darmsanierung und wie lange die Sanierung anhält

Eine Verbesserung in Deinem Leben wirst Du auf Dauer nur erzielen, wenn Du selbst dabei aktiv wirst.
Doch es lohnt sich!

Genauso kannst Du mit Sport und einer natürlichen Lebensweise vermutlich einmal ganz ohne künstliche Mittel der Schulmedizin Deinen Alltag meistern. Wenn Du Dich also selbst bereits in Deinem Verhalten hinterfragt hast, stelle ich Dir nun in groben Zügen jetzt schon vor, wie die Sanierung in Deinem Darm funktioniert:

Vorbereitung auf die Darmsanierung mit leichtem Essen

Dein Darm soll im Rahmen der Darmsanierung intensiv gereinigt und von allen Schlacken und Schadstoffen befreit werden.

Es stellt also ganz sicher keine Überraschung für Dich dar, dass Du vor der Reinigung Deines Darmes diesen nicht im Vorfeld noch intensiv beschmutzen und belasten solltest, oder?

Genau aus diesem Grunde rate ich Dir, dass Du vor den Abführtagen sehr leichte Gerichte zu Dir nimmst und schwere Speisen wie Eisbein mit Sauerkraut oder die fetten Klöße zum Braten vermeidest.

Stimme Dich bereits in Vorbereitung auf die Entgiftungs-Tage darauf ein, dass Dein Darm sich leicht entleeren kann.

Hierbei lege ich Dir folgende Tipps nahe, die Dir sicherlich nicht ganz neu sind, wenn es um Deine Darmgesundheit geht:

- Trinke viel Wasser, am besten Kohlesäurearm und Tee
  Das hilft Dir dabei, dass Dein Darm keinesfalls zu träge arbeitet.
- Genieße leichte Lebensmittel mit einem hohen Ballaststoffanteil. Hierzu zählen Vollkornprodukte, Obst und Gemüse und fettarme Kost.
- Vermeide in Vorbereitung auf die Sanierung den Konsum von Alkohol und Nikotin.
- Weißmehl, Zucker und Milchzucker können dafür sorgen, dass Dein Darm nicht gesund und aktiv positiv für Dich arbeitet.
  Bitte vermeide also 2-3 Tage vor den Abführtagen den Konsum von diesen Lebensmitteln.
- Bitte esse nicht zu große Mengen! Genieße leichte Mahlzeiten wie Suppen und Salate in Hülle und

Fülle.
Diese Gerichte enthalten zudem
noch hohe Anteile an Wasser,
was Deine Gesundheit auf ganzer
Linie fördert.

Die Abführtage – hier geht es darum, Deinen Darm komplett zu reinigen und von allen Schadstoffen und Schlacken intensiv zu befreien.

Im Kapitel 4 werde ich das Thema der
Entgiftung sehr intensiv für Dich
behandeln.

Bitte lass Dich von dem Begriff
„abführen" nicht entmutigen.
Es gilt in dem ersten, wichtigen Schritt,
Deinen Darm zu reinigen und Deinen
gesamten Organismus von allen
Schadstoffen und Giften zu befreien.

Diese Entschlackungstage (Entgiftungs-
oder Abführtage) schaffen die Grundlage
dafür, dass Du Deinen Darm auf Dauer
sanieren kannst.

Der nächste Schritt: Der Aufbau Deiner Darmflora mit einer gesunden Lebensweise

Im nächsten Schritt, den ich Dir sehr
genau im 5. Kapitel darstellen werde,
geht es darum, den sauberen Darm jetzt
nicht sofort wieder zu beschmutzen.
Stelle Dir bitte vor, dass ein frisch
gereinigter und desinfizierter Raum jetzt
ganz sicher nicht sofort wieder mit
Bakterien, Schadstoffen und Schmutz
belagert werden darf, oder?
Genau deshalb ist es das A und O der
Darmsanierung, die Du auf gesunde und
ganz natürliche Art und Weise für Dich
selbst durchführen kannst, absolut für

den besten Aufbau Deiner Darmflora zu sorgen.

Hier findet nur das sogenannte Super-Food seinen berechtigten Platz.
Du erfährst natürlich im Laufe meines Buches noch ganz genau, wie Du für den positiven Aufbau Deiner Darmflora sorgen kannst.

Deine Ernährung sollte basenüberschüssig sein, das heißt, je mehr frische Früchte, je mehr Salate, grüne Smoothies und je mehr frisch zubereitete Mahlzeiten aus basischen Lebensmitteln anstatt verarbeitetet Fertigprodukte Du isst, umso schneller wird sich Dein Darm sanieren.

Das richtige Probiotikum schützt Deinen Darm auf Dauer

Du kennst sicherlich das Wort Antibiotika.
Dieses Medikament wird gegen Entzündungen aller Art von vielen Ärzten meist viel zu schnell verschrieben.
Wie das Wort schon beinhaltet:
Diese chemische Substanz wirkt „**Anti**" auf Deinen Organismus.
Mit einem **Pro**bioitkum jedoch sorgst Du auf Dauer für eine positive Darmflora, die Deinem gesamten Wohlbefinden dienlich ist. Denn sie enthalten nützliche Darmbakterien. Doch sie können erst wirksam werden, wenn der Darm das richtige Milieu hat, ansonsten werden sie wieder ausgeschieden ohne Tätig zu werden. So lange die Darmwände noch mit Schleimschichten verklebt sind und solange noch eine herkömmliche Ernährung gegessen wird, werden diese Bakterien nicht arbeiten.

Ändere Dein Leben

Wenn die Darmsanierung vorbei ist, hast Du sehr viel gelernt.
In diesem Buch geht es unter anderem darum, wie Du auf Dauer Deine Darmgesundheit fördern kannst.
Die Darmsanierung ist nicht ausschließlich eine körperliche Angelegenheit, die schnell abgehakt werden kann.
Vor allem die gesamte Lebensumstellung schützt Deine Darmgesundheit, wenn Du diese zu Deinem Vorteil veränderst. Genau aus diesem Grunde werde ich in diesem Buch genau auf diesen Aspekt eingehen.

Wie lange sollte die Darmsanierung durchgeführt werden?

Zu diesem Punkt scheiden sich die Geister.

Ich kann in diesem Punkt nicht ganz genau sagen, wie lange die Sanierungsphase für Dich persönlich andauern wird.

Viele Menschen reinigen und sanieren in 2-3 Wochen ihren Darm und sorgen somit für eine gesunde Darmflora.

Andere Menschen sanieren Ihren Darm innerhalb neun Monate oder einem ganzen Jahr. Da es gilt, das Leben komplett umzustellen.

Hierbei gehört es unbedingt mit dazu, auf schlechte Lebensgewohnheiten wir Rauchen, Alkohol und Co zu verzichten.

Gibt es dennoch Rückfälle und eine unvernünftige Lebensweise während der Darmsanierung, kann dies die gesunde Darmflora immer wieder stören.

Insofern lernst Du vor, während und nach der Darmsanierung vor allem eines:
auf Dich und die Signale Deines Körpers intensiv zu achten.
Wer lernt, sensibel auf die Signale, die der Organismus aussendet, zu reagieren, wird auf Dauer selbst erkunden dürfen, ein gesundes Leben zu führen. Was willst Du mehr?

Tipp:

Wie du siehst, liegt es an Dir selbst, welche Vorteile und Effekte Du mit der Durchführung der Darmsanierung für Dich persönlich erzielen wirst.
Bereitet es nicht große Freude, Dich einmal ganz alleine auf Dich selbst und Deine Gesundheit zu konzentrieren?

Wann ist der Effekt der Darmsanierung spürbar?

Das hängt in erster Linie von Deinem bisherigen Lebensstil ab und wie Du ihn zukünftig ändern willst.
Unsere Zellen haben eine unterschiedlich lange Lebensdauer.
So werden die roten Blutplättchen höchstens 120 Tage alt und unsere Hautschüppchen nur 35 Tage. In einem Jahr ist Deine Leber vollkommen erneuert und selbst Dein Skelett wird pro Jahr um zirka 10 % erneuert.
Das bedeutet also, wenn Du Dich ab sofort nur noch von bester Frischkost ernähren würdest, hättest Du in 4 Monaten ein komplett neues Blut und nach fünf Wochen hat sich Deine Haut völlig erneuert. Nach zehn Jahren hast Du ein neues Skelett.
Es liegt also in Deiner Hand, wann Du einen Erfolg siehst und wie nachhaltig der Effekt der Darmreinigung ist.

Wenn Du Dein Leben nicht vollkommen umkrempeln willst, so ist das auch in Ordnung. Dann erfolgt die Regeneration nicht so umfassend.
Es spielt auch eine Rolle, welchen Raubbau Du bisher mit Deiner Gesundheit betrieben hast mit Medikamenten, Alkohol, Nikotin, Koffein, Zucker, Salz und schlechter Nahrung. Dann braucht Dein Körper natürlich länger um all diese Altlasten los zu werden.

Daher lässt sich kein pauschaler Zeitraum nennen, wann und wie Du die Wirkung der Darmsanierung bemerkst.

Der erste Schritt:
Die Abführtage

In diesem Kapitel geht es nun ans Eingemachte.
Wie ich Dir bereits erklärt habe, gilt es an den Abführtagen vor allem darum, Deinen Darm komplett zu reinigen.

Dazu gehört es unbedingt mit dazu, dass Du Dich auf die Abführtage gut vorbereitest. Leichtes Essen ist hierbei eine gute Grundlage, damit Deine Darmzotten bereits im Vorfeld wissen: Es geht jetzt darum, sich von allem Ballast, der sich im Darm befindet, auf elegante und möglichst schonende Art und Weise zu befreien.

In Vorbereitung auf die Entschlackungstage solltest Du Dir bitte folgendes besorgen, damit Du Deinen Darm gut und effizient reinigen kannst:

- Abführmittel
  wie Leinsamen, Glaubersalz oder
  Rizinusöl – je natürlicher, desto
  besser!
  Vielleicht ist eine Darmpumpe für
  Dich die richtige Lösung, damit
  Dein Darm natürliche von allen
  Resten befreit werden kann?
- Viele Getränke wie Kräutertees
  und Wasser.

Neben diesen Dingen, die Du in jedem
Reformhaus oder gut sortierten Geschäft
erwerben kannst, ist vor allem eines
elementar wichtig, wenn Du Dich von
allen Giften und Schlacken, die sich in
Deinem Körper befinden, nachhaltig
befreien willst:

Zeit!

Es ist also von enormer Bedeutung,
dass Du während der Abführtage, die ca.
1-2 Tage andauern können, immer
wieder ein ausreichendes Zeitfenster für
den Toilettengang aufweisen kannst.

Bitte führe die Abführtage deshalb im Urlaub oder an einem Wochenende durch.

An diesen Tagen können die Abführmittel wirken, ohne dass Du selbst mit anderen Aufgaben betraut bist. Sorge dafür, dass Du viel Zeit zum Abführen an diesen Tagen hast.

Warum solltest Du auf chemische Abführmittel aus der Apotheke verzichten?

Ganz einfach: Chemie ist Gift für Deinen Körper.

Die Tatsache, dass Du Dich für das Thema Darmsanierung interessierst, zeigt auf, dass Du an natürlichen Heilmethoden für Deinen Darm Interesse bekundest.

Genau diese Schritte solltest Du schon beim Entgiften Deinen Körper signalisieren.

Wichtig – bitte esse gar nichts während der Abführtage!

Sicherlich stellt es für Dich keinerlei Überraschung dar, dass Du während der Tage, an denen Du Deinen Darm von jeglichen Inhalt befreien solltest, keinerlei feste Nahrung zu Dir nehmen darfst.
Schließlich sollte nicht sofort für Nachschub gesorgt werden, wenn Du alle Speisereste und Schlacken aus Deinem Organismus ausscheiden willst, oder?

Genau aus diesem Grunde gilt während der Tage der Entgiftung:
Trinke, was das Zeug hält.

So kannst Du jegliches Gefühl von Hunger unterdrücken und dafür sorgen, dass alle Speisereste effizient aus Deinem Darm transportiert werden. Genieße dabei vor allem klares Wasser und feine Kräutertees.
Welche Kräuter bei den Entgiftungstagen besonders effizient wirken, stelle ich Dir noch genau vor.

Sorge dafür, dass Du **weder rauchst noch Alkohol** während der kompletten Darmsanierung trinkst.
Mit diesem Verhalten förderst Du Deine Darmgesundheit am allerbesten.

Nimm Dir Zeit für die schönen Dinge im Leben:

Lese ein Buch,
genieße die Badewanne,
gehe spazieren und bewege Dich!

All dies unterstützt Deine Psyche mehr als positiv schon während der Entgiftung.
Sorge für viele entspannte Momente in Deinem Leben während der Abführtage.

Teamplayer oder Einzelkämpfer?

Manchen Menschen gelingt es besser, in der Partnerschaft oder im Freundeskreis gemeinsam die Darmsanierung durchzuführen.
Wie heißt es so schön?
Gemeinsamkeiten verbinden!

Du siehst an diesen Beispielen:
Die Abführtage sind die beste
Eintrittskarte um den gesamten Verlauf
der Darmsanierung positiv vorzubereiten
und zu beeinflussen.

Ich stelle Dir nun die einzelnen
Abführmittel vor, die mir persönlich am
besten geholfen haben, meinen Darm
von allen Schlacken und Giften zu
befreien:

Leinsamen oder Flohsamenschalen

Schon Hildegard von Bingen hat dieses
ballaststoffreiche Abführmittel, aus der
reinen Natur gewonnen, sehr gerne
verwendet.
Die Schalen der Leinsamen quellen
dabei in Magen und Darm und helfen
unter erheblicher Flüssigkeitsmenge
dabei, dass Deine Darmzotten schnell
und effektiv alle Reste aus dem Darm
befördern.

Leinsamen kannst Du überall kaufen und sie lassen sich auch gut in den Alltag integrieren. Sie sind sehr wirkungsvoll.

Flohsamenschalen sorgen für eine schnelle und gründliche Ausscheidung bei verhärtetem Kot, abgelagerten Schleimschichten und Schlacken (Stoffwechselabfälle)
Sie quellen auf ein vielfaches im Darm auf und arbeiten ähnlich wie eine Kehrmaschine: intensiv aber doch sanft säubern sie den Darm

Rezept für die Leinsamen-Entschlackung:

- 1-2 EL natürlicher Leinsamen aus dem Reformhaus
- 1-2 Liter Wasser

1. Bitte mische den Leinsamen mit wenig Wasser und lasse diesen am besten darin etwas quellen.

2. Jetzt löffelst Du schnell die Körner, die Du im Vorfeld gut im Mund kaust.
3. Trinke im Anschluss die 1-2 Liter Flüssigkeit, damit die Ballaststoffe, die in diesem Naturprodukt enthalten sind, möglichst schnell in Magen und Darm gelangen.

Tipp:

Wenn Du den leicht gequollenen Leinsamen nicht schlucken willst, kannst Du die reinen Körner auch schnell knabbern oder nicht zerkaut schlucken. Wichtig ist, dass Du immer nach der Einnahme vom Flohsamen so viel trinkst, wie es geht.
Je mehr kohlesäurearmes Wasser oder Kräutertee desto besser!

Glaubersalz – effektiv und natürlich

Glaubersalz kannst Du in vielen Reformhäusern oder in jeder ausgewählten Drogerie oft sehr preiswert erwerben.
Zugegeben: Es erfordert etwas Überwindung, das Salz im Wasser aufzulösen und diese Mischung zu trinken.

Meist findest Du Angaben auf der Dose mit Glaubersalz, die in etwa wie folgt lauten:

Rezept für Glaubersalz zum Abführen:

- 1-2 EL grobkörniges Glaubersalz
- 200 ml lauwarmes Wasser

1. Mische einfach das Salz mit dem lauwarmen Wasser, so dass es sich auflöst.
2. Jetzt gilt: Augen zu und durch. Der salzige Geschmack des Glaubersalzes ist nur am Anfang

für viele Menschen eine Sache der Überwindung. Glaubersalz schmeckt meist so wie „normales Salzwasser!"

Bei der Einnahme von Glaubersalz solltest Du eines beachten:
Trinke im Anschluss, was das Zeug hält. So kann sich das Abführmittel sehr gut in Deinem Darm ausbreiten und seine Wirksamkeit in vollen Zügen entfalten.

Rizinusöl – am besten in guter Bio-Qualität

Es gibt auch Menschen, die auf das aus der Natur stammende Öl als Abführmittel zählen!
Rizinusöl gibt es als reines Öl in jedem Reformhaus oder in jeder Apotheke.

Daneben bieten sich folgende Formen der Darreichung an:

- Öl in Kapseln, die sich im Darm auflösen

Das Öl, das Du in Wasser auflösen bzw. verrühren sollst.

- Rizinusöl in Pillen

Das Öl sollte sich schnell im Magen und Darm entfalten können, damit Du den besten Effekt beim Abführen erleben wirst.
Rizinusöl einzunehmen kostet manche Menschen Überwindung.
In meinen Augen gilt:
Schlucke das Öl, in welcher Darreichungsform auch immer, so schnell wie möglich und spüle mit viel klarem Wasser den Geschmack im Mund beiseite.
Es gilt auch hier – wenn Du das Öl konsumiert hast, hast Du den ersten großen Schritt in Sachen Abführen bereits geleistet.

Darmpumpe oder Darmeinlauf

Eine Darmpumpe ist ein sehr natürliches Instrument, das sehr selbsterklärend anzuwenden ist.
Kennst auch Du es noch von Äußerungen von Deiner Großmutter, die mit einem natürlichen Einlauf den Darm gereinigt hat?

Genau diesen Effekt erzielst Du mit einer Darmpumpe.
Du füllst den Gegenstand, der oft aus Gummi besteht, mit lauwarmem Wasser oder ggf. mit einer sanften Seifenlauge.
Im Anschluss pumpst Du die Flüssigkeit über Dein After in Deinen Darm.

Bei diesem Schritt kann Dir auch ein Mensch Deines Vertrauens behilflich sein. Wichtig ist:
Durch die Flüssigkeit in Deinem Darm lösen sich, Schritt für Schritt, alle Stuhlreste langsam auf und werden meist sehr schnell ausgeschieden, besonders dann wenn sie bereits mit

Flohsamenschalen vorher gelöst wurden.

Egal welches Problem Dich plagt, versuche erst einen Darmeinlauf und Du wirst sehen wie Dein Kopf leichter wird, das Unwohlsein vergeht und die Haut reiner wird.

Wie viele Einläufe man durchführen muss, ist von Mensch zu Mensch verschieden. Manchmal genügt ein Einlauf pro Woche, ein anderer benötigt in den ersten drei Tagen täglich ein bis zwei. Andere hingegen machen gar keinen und führen dennoch erfolgreich eine Darmsanierung durch.
Schließlich werden über den Stuhl komplett alle Schlacken und Schadstoffe ausgeschieden

Kritiker behaupten, eine Darmspülung zerstört die Darmflora. Sie behaupten, die guten Darmbakterien werden fort gespült.
Wer jedoch eine Darmspülung notwendig hat, der hat sicher vieles,

aber keinesfalls eine gesunde Darmflora. Außerdem wird durch eine Darmspülung nicht die gesamte Darmflora entfernt. Darmbakterien leben angeheftet an der Darmwand. Die nach einer Spülung noch vorhandenen Bakterien können sich jetzt aber in einem sauberen Milieu viel leichter und viel schneller vermehren. Daher hilft eine Spülung in Wirklichkeit, eine gesunde Darmflora aufzubauen.

Begleitend nimmst Du dazu präbiotische oder probiotische Präparate (dazu an anderer Stelle mehr) die einerseits nützliche Darmbakterien liefern und andererseits Nahrung für die vorhandenen Bakterien bietet.

Tipp:

Geh am besten so vor, wie Du Dich ab besten dabei fühlst.
Solltest Du während der Darmsanierung an Verstopfung leiden, ist ein Einlauf in

jedem Fall eine große Hilfe, da er sofort für Hilfe sorgt.

Darüber hinaus haben Einläufe nicht nur eine reinigende Wirkung sondern üben gleichzeitig einen Druck auf den Dickdarm aus der ähnlich wirkt wie eine Massage. Diese Stimulierung sorgt für einen kräftigen Impuls zur Selbstheilung des Körpers, was noch viel wichtiger ist als das Ausspülen der Schlacken und Ablagerungen.

Deshalb ist es, egal, für welche Methode vom Abführen Du Dich auch entscheidest stets von großer Bedeutung, dass Du Deinen Darm so lange entleerst, bis nur noch die im Vorfeld getrunkene Flüssigkeit als Wasser ausgeschieden wird.

In meinen Augen ist die Darmpumpe, die ganz ohne orale Einnahme funktioniert, mit die beste Art und Weise, Deinen Körper vollständig zu entgiften!

Heilerde unterstützt die Ausscheidung aller Gifte

Eine weitere gute Idee, die Dich an den Abführtagen erheblich unterstützt, ist die Einnahme von natürlicher Heilerde. Heilerde heilt Deine Darmflora und kann innerlich oder äußerlich angewendet werden.

In Bezug auf die Darmsanierung kannst Du folgendes Rezept für die Entgiftung in Deinem Körper einfach und effizient verwenden:

Rezept für Heilerde, oral eingenommen

- 1-2 EL Heilerde als Granulat
- 200 ml lauwarmes Wasser

Anwendung:

1. Rühre das Pulver der natürlichen Heilerde mit dem lauwarmen Wasser zu einem Getränk, das leicht erdig schmeckt.

2. Trinke die Heilerde am besten während der Abführtage immer wieder.
3. Wem der natürliche, erdige Geschmack zu intensiv erscheint, kann Heilerde auch in vielen anderen Darreichungsformen konsumieren.

Was bewirkt die Heilerde in Deinem Darm?

Durch das Pulver der Erde werden Entzündungsherde und Gifte sowie viele schädliche Bakterien im Darm gebunden und abtransportiert.
Somit hilft die Einnahme von Heilerde immer sehr effektiv, Deinen Organismus von allen schädlichen Substanzen schnell zu befreien.

Übrigens:

Heilerde darfst Du auch als Gesichtsmaske für ein klares Hautbild anwenden.

Das natürliche Mittel, ganz ohne Chemie, das noch dazu preiswert zu erstehen ist, darf, in meinen Augen in keiner guten Hausapotheke fehlen. Heilerde wird in Afrika nicht nur von schwangeren Frauen eingenommen. Die Erde aus der Natur enthält hohe Anteile von Mineralstoffen wie Selen, Jod, Kalzium, Eisen, Zink und vieles mehr.

Wie kannst Du einen Leberwickel effektiv anwenden?

Leberwickel kannst Du sehr leicht selbst durchführen. Sie unterstützen den Abbau von Giften und Schadstoffen aus Deinem Körper.

Die Leber ist das Hauptentgiftungsorgan unseres Körpers und braucht während der Darmreinigung viel Unterstützung. Die Leber ist ein kleines Wunder, dass sich selbst dann wieder regeneriert, wenn es einen Großteil seiner Funktion schon verloren hatte.

Hilf ihr dabei, indem du während der Darmsanierung Bitterstoffe zu Dir nimmst.
Diese findest Du in Löwenzahn, Artischocken, Chicorée und Endiviensalat.

Es gibt aber auch Bitterbasenpulver um die Leber zu unterstützen.

Ein Leberwickel sorgt dafür, dass alle Schadstoffe und Schlacken perfekt von Deinem Körper ausgeschieden werden.

Was brauchst Du für die Anwendung eines Leberwickels?

- etwas warmes Wasser
- 2 Handtücher – feucht
- 1 Waschlappen
- 1 Handtuch - trocken
- 1 Wärmflasche

Wie funktioniert die Anwendung?

1. Nimm Dir etwas Zeit und lege Dich zur Anwendung des Leberwickels ins Bett.
2. Lege das lauwarme Handtuch direkt auf Deine Leber. Diese befindet sich unterhalb des rechten Rippenbogens, etwas oberhalb von Deinem Bauch.
3. Lege Dir jetzt ein über das lauwarme Handtuch die Wärmflasche.
4. Wenn Du willst, kannst Du den Waschlappen noch unter die Wärmflasche legen. Das sorgt dafür, dass nichts auf der Haut verrutscht.
5. Umwickle jetzt Deinen gesamten Bauch mit dem trockenen Handtuch und lass die Wärme des Leberwickels für ca. 25 – 30 Minuten gut einwirken.

Durch die Wärme wird die Funktion Deiner Leber aktiviert.

Das hilft Dir nicht nur bei den Abführtagen dabei, dass alle Gifte und Schlacken schnell und vollständig aus Deinem Körper ausgeschieden werden können.

Tipp:

Mit einer oftmaligen Anwendung eines Leberwickels förderst Du Deine Gesundheit. Die Wärme, die auf dieses Organ ausstrahlt, bewirkt auf natürliche Art und Weise kleine Wunder, wenn es darum geht, Schadstoffe loszuwerden!

Wie lange dauern die Abführtage an?

Diese Frage kann pauschal in keinem Falle einfach so beantwortet werden. Du bist fertig mit der Entgiftung, wenn nur noch Flüssigkeit aus Deinem Darm austritt. Meine Erfahrung bei den Entschlackungstagen jedoch zeigt, dass innerhalb eines einzigen Tages Dein Darm meist komplett leer ist.
Nach maximal 2 Tagen sollte, wenn Du genügende Wasser und Tee trinkst, Dein Darm komplett leer sein.

Übrigens:

Du wirst nach den Abführtagen meist keinerlei Gefühle von Hunger erleben. Jetzt ist der Darm leer und befreit. Wenn Du stets für die ausreichende Zufuhr von Flüssigkeit sorgst, ist Dein Magen voll und in der Summe wirst Du das gleiche erleben, wie auch beim Heilfasten:

Fasten befreit!
Jetzt kannst Du Dich, wenn alle Gifte
aus Deinen Organismus ausgeschieden
sind, auf die schönen Dinge im Leben
konzentrieren:
Unternehme Spaziergänge, treffe Dich
mit einer Freundin und genieße intensive
Gespräche.

Du musst Dich an den Abführtagen nicht
mit aufwendigen Rezepten, Fast Food-
Ketten oder anderen Dingen
auseinandersetzen, die mit Essen zu tun
haben.

Ist dieses Gefühl beim Fasten keine
herrliche Befreiung für Dich und Deinen
Alltag?
Genau aus diesem Grunde haben schon
alte Katholiken, die Römer und Griechen
vor vielen, vielen Jahren die reine
Fastenzeit als große Befreiung für sich
erlebt.

An den Abführtagen wirst Du dieses Gefühl, nachdem Dein Darm komplett leer ist, ganz neu für Dich entdecken! Was willst Du mehr?

Kräuter, die Dir beim Entgiften helfen:

Ich stelle Dir nun noch ein paar Kräuter vor, die Du nicht nur während der Zeit der Entgiftung zu Dir nehmen solltest. Diese Schätze der Natur helfen Dir dabei, dass alle Schlacken hervorragend aus dem Organismus ausgeschieden werden.

Löwenzahn

Die Bitterstoffe des Löwenzahnes aktivieren Deine Gesundheit und fördern die Entwässerung in Deinem Körper. Löwenzahn ist also ein feiner Schatz der Natur, den Du im Salat oder als Tee genießen kannst.

Gerade an den Tagen der Entschlackung wirkt der Tee, am besten aus getrockneten, selbst gepflückten Blättern des Löwenzahnes, wahre Wunder.
So hilft Löwenzahn auch bei jeder Diät und entschlackt den Körper.

Brennnessel

Brennnesseln gelten in meinen Augen als wahres Wunder, das aus der Natur gewonnen wird. Sie fördern die Blutzirkulation im Körper und reinigen das Blut. Brennnesseln helfen beim Entgiften auf eine sehr effektive Art und Weise. Während die Bitterstoffe des Löwenzahn-Tees nicht jedem Menschen munden, weisen Brennnesseln den entscheidenden Vorteil auf, dass die zarten Blätter absolut geschmacksneutral schmecken.
Der Tee, aus feinen, kleinen Blättern aus der Brennnessel gewonnen, kann deshalb auch perfekt mit frischen

Kräutern wie Pfefferminze, Melisse oder
Zitronengras gemischt werden.

Rosmarin, Thymian oder Salbei

Alle mediterranen Kräuter, allem voran
Salbei, wirken gegen Entzündungen.
Die ätherischen Öle der mediterranen
Kräuter helfen also nicht nur bei
Heiserkeit und Husten.
Diese Naturschätze fördern auch Deine
Darmgesundheit und wirken innerlich
antiseptisch.
Auch das feine Basilikum aus dem
eigenen Garten wirkt positiv gegen
Entzündungen aller Art und fördert die
Magen- und Darmgesundheit

Pfefferminze und Kamille

Schon Hildegard von Bingen nahm diese
Heilkräuter immer für die Gesundheit bei
Magen und Darm her.
Während die feinen Blüten der Kamille
vor allem bei Magendruck und

Blähungen helfen, wirkt der erfrischende Geschmack der frischen Minze belebend und schmeckt nicht nur Kindern.
Am besten mischt Du Dir, so oft es geht, einen feinen Kräutertee aus beiden Kräutern, um Deine Magen- und Darmgesundheit zu fördern.

Natürlich kann ich in diesem Kapitel nicht alle wichtigen Naturkräuter auflisten, die Deiner Gesundheit dienlich sind.
Doch Kräutertee kannst Du nie genug zu Hause vorfinden, um Deinen Körper nicht nur während der Entgiftung einen großen Gefallen zu erweisen.

Tipp:

Die Abführtage sind in diesem Kapitel nun praktisch und einfach erklärt.
Zugegeben:
Die Tage der Entgiftung sind keine Themen, über die man gerne spricht.
Der regelmäßige Toilettengang ist schließlich einfach im Alltag zugehörend

und soll nicht großartig thematisiert werden, oder?

Bei den Tagen der Entgiftung geht es vor allem um diesen besagten Toilettengang. Der absolut reine Darm ist die Basis, damit Du im Rahmen der Darmsanierung im Anschluss an das Abführen die Darmflora auf eine gute Art und Weise aufbauen kannst.

Wenn Du die Abführtage hinter Dir hast, ist das schwerste der Darmsanierung meist schon geschafft!

Sei stolz auf Dich, dass Du jetzt befreit, rein und vital Deinen Alltag meistern wirst.

Fasten bedeutet, ein Stück Ballast loszuwerden.

Genau dieser Aspekt fördert auch Deine seelische Gesundheit.

Jetzt geht es zum nächsten Schritt: Zum Aufbau der Darmflora nach der Reinigung des acht Meter langen Schlauches in Deinem Körper.

Der zweite Schritt:
Der richtige Aufbau der Darmflora

Wenn Dein Darm jetzt leer und befreit ist, solltest Du diesen gereinigten Darm eben nicht sofort wieder mit Schmutz verunreinigen.
Deshalb gilt es, die Darmflora jetzt gesund aufzubauen.

Dazu gehören vor allem wichtige Substanzen, die Du Dir über gesunde Nahrungsmittel täglich zuführen solltest.

In diesem Kapitel gehe ich auf diesen Aspekt näher ein.

Sicherlich stellt es auch für Dich keine Überraschung dar, dass Du während dem Aufbau der Darmflora auf folgende Gifte vollumfänglich (wenn möglich) verzichten solltest:

- Medikamente, deren Einnahme nicht unbedingt erforderlich ist
- Nikotin und Alkohol
- Konservierungsstoffe
- Zucker und Süßigkeiten aller Art
- zu viel tierisches Fett wie Butter
- Farbstoffe oder Drogen aller Art
- Lebensmittel, die Dein Körper nicht gut verträgt wie Koffein oder zu saure Lebensmittel, die Sodbrennen verursachen

Hierin besteht schon die erste Aufgabe während deiner Darmsanierung.
Achte auf Dich und auf alle Signale, die Dir Dein Körper aussendet, wenn Du bestimmte Lebensmittel konsumiert hast.

Welches Super-Food hingegen ist perfekt für den Aufbau Deiner Darmflora geeignet?

Hier zählt vor allem, dass Du viele Ballaststoffe zu Dir nimmst.
Was ist der Vorteil von Balllaststoffen, die alles andere als einen Ballast für Deinen Darm herstellen?

Balllaststoffe aktivieren die „natürliche Pumpe" in Deinem Darm, die nur durch die aktiven, fleißigen Darmzotten effektiv für Dich pumpt.
Mit Ballaststoffen, die Du so oft es geht zu Dir nehmen solltest, müssen Deine Darmzotten fleißig die Speisereste aufarbeiten, bevor die Überreste ausgeschieden werden.
Somit verhindert eine ballaststoffreiche Kost die Trägheit des Darmes.

Einen hohen Anteil von den gesunden Ballaststoffen findest Du in folgendem Super-Food:

- Vollkornprodukte aller Art
genau deshalb ist das Vollkornbrot am Morgen viel besser als alle Formen von Weißmehlprodukten.
Das volle Korn findest Du in Vollkorn-Reis, in vollwertigen, dunklen Nudeln und in vielen Dinkelbroten, die Du im Reformhaus kaufst.

- Backmischungen, die Du oft in billigen Bäckereien findest, stecken meist voller Konservierungsstoffe.
Deshalb sind Naturkost-Brote aus Natursauerteig, die aus dem vollen Korn gewonnen werden, meist sehr gut für Deinen Darm. Wetten, so kannst Du Deine Darmflora sanft und gesund aufbauen?

- Obst und Beeren sind sehr reich an Ballaststoffen.

Zaubere deshalb, so oft es geht, Äpfel, Birnen, Pflaumen, Aprikosen, Erdbeeren, Heidelbeeren, Ananas und Co auf Deinen Ernährungsplan.

- Gemüse und Salate enthalten nicht nur wenige Kalorien, was Dir beim Abnehmen hilft, Nein: Vielmehr kannst Du mit großen Salaten, Tomaten, Kürbissen, Zucchini, Auberginen, Fenchel und Co in Sachen Darmgesundheit gute Ergebnisse erzielen.

Vor allem, wenn Du auf Getreide, Obst und Gemüse in Bio-Qualität und auf den Verzehr von vollem Korn in Deinem Ernährungsplan baust, wirst Du einen guten Beitrag nach der Darmreinigung für Deine Magen- und Darmgesundheit liefern.

Neben ausgedehnten Spaziergängen und der Vermeidung von Stress ist die gesunde Ernährung das A und O für eine Darmsanierung.

Neben diesen Grundsätzen der reich an Ballaststoffen zugeführten Kost tragen noch weitere feine Gewürze und Methoden dazu bei, dass Du Deinen Darm perfekt sanieren kannst.

Ich stelle Dir diese wichtigen Punkte jetzt hier sehr genau vor:

- Esse bitte langsam und kaue jeden Bissen sehr gut, bevor Du ihn schluckst.
- Bitte iss niemals zu große Mengen.
  Ganz nach dem Motto: „Weniger ist mehr" solltest Du lernen, auf die Signale Deines Darmes sehr genau zu hören.
- Trinke stets viel, damit die Tätigkeit Deiner Darmzotten aktiviert wird.
  Hier eigenen sich, wie bereits

erwähnt, Kräutertees und Wasser ganz hervorragend!

- Zwiebeln und Knoblauch fördern in einem besonders intensiven Maß die Gesundheit in Deinem Darm.
Sie sorgen zwar, in übermäßigem Rahmen verzehrt, auch für Blähungen, jedoch zeigt dieser Effekt nur, dass Deine Verdauung aktiviert wird.
- Die scharfe „Wunderknolle" Ingwer ist ebenso hilfreich für eine gut funktionierende Verdauung wie Gewürze in Form von Chili, Kurkuma oder die sanfte Schärfe von Pfeffer und Co.
- Was kurbelt noch die Verdauung an?
Sauerkraut, das sehr natürlich sauer eingelegt wurde, kann Deine Darmflora sanieren.
Allerdings ist die sanfte Wirkung von Kümmel oder Fenchelkraut hierbei oft ein großer Vorteil,

damit Du nicht zu stark unter Blähungen leiden wirst.

- Kräuter wie Dill, Kümmel oder Fenchel wirken, ebenso wie Kamille oder Basilikum, verdauungsfördernd und können viele Gereichte für Dich verträglicher machen.
- Apfelessig, am besten in naturtrüber Form genossen, liefert einen mehr als positiven Beitrag für Deine komplette Darmgesundheit. Apfelessig gilt dabei als aktivierend für die Verdauung und schont Deinen Magen auf natürliche Weise.

Während der Darmsanierung kannst Du also vor allem durch eine sehr gesunde Lebensweise, die Du, so oft es geht, an den Tag legst, Deinen Darm pflegen, schützen, achten und ehren.

Genau das ist das Ziel bei der Darmsanierung die Du nachhaltig und mit großem Erfolg durchführen kannst!

Wenn Du während der Wochen eines soliden Ernährungsplanes mit Vollkornprodukten und Co genau darauf achtest, welche Arten von Lebensmitteln Du gut verträgst, hast Du in diesem wichtigen 2. Schritt während der Darmsanierung schon sehr viel gewonnen.

Wie lange sollte dies Phase der Darmsanierung, bei der Du absolut gut verträgliche Speisen zu Dir nimmst, anhalten?

Wie in diesem Buch bereits erwähnt:
Bitte integriere diese Lebensweise, die Deinem Darm mehr als guttut, am besten komplett in Deinen Alltag.
Viele überzeugte Menschen, die keinesfalls als „reine Gesundheits-Apostel" gelten, wissen, was ihnen in Sachen Darmgesundheit guttut und was nicht.
Genau deshalb stellen diese Menschen auf Dauer ihr Leben so um, damit die Darmzotten immer gesund und aktiv in ihrem Organismus für sie arbeiten dürfen.

Somit kann dieser sinnvolle Ernährungsplan am besten für mehrere

Wochen, Monate oder gar Jahre durchgeführt und eingehalten werden.

Stelle Dir am besten vor, dass Du den gereinigten Darm nicht sofort wieder mit Giften und ungesunden Lebensmitteln beschmutzen und belasten willst.

Muss ich Mineralstoffe zu mir nehmen?

Da mit einer üblichen Ernährungsweise oft nur unzureichende Mengen an hochwertigen Mineralstoffen zugeführt werden, müssen die Säuren im Darm durch ihn mit Hilfe der Mineralstoffvorräte neutralisiert werden. Viele Menschen entwickeln so unbemerkt einen Mineralstoffmangel wie z.B. Magnesium, Zink, Kalium und Eisen. Dies kann zu gesundheitlichen Problemen führen. Wenn auch nur ein einziger Stoff in unzureichender Menge vorhanden ist, dann kommt es zu einer Funktionsstörung, manchmal körperlicher manchmal physischer Natur. Erste Mangelsymptome sind:

- Haarausfall
- Kopfschmerzen
- Müdigkeit
- Verdauungsstörungen
- Unreine Haut

Je länger der Mangel jedoch andauert, desto schlimmer werden die Folgen. Besonders dann, wenn gleichzeitig das Leben stressig ist und du wenig Bewegung hast. Die Folgen können sein:

- Diabetes
- Bluthochdruck
- Fettstoffwechselstörungen
- Herz-Kreislaufprobleme

Daher ist es immens wichtig, dass Du Deine Mineralstoffvorräte auffüllst!

Tipp:

Die gesunde Lebensweise führst Du vor
allem dann herbei, wenn Du auf
abwechslungsreiche und sehr
vielschichtig ausgelegte Kost baust.
Dabei spielen absolut vegane Gerichte
eine immer größer werdende Rolle.
Außerdem empfehle ich Dir, wechsle
rohe und gekochte Speisen regelmäßig
ab und fülle Deine Mineralstoffe auf.
Denn nur mit gut gefüllten Kammern
kann Dein Körper die Darmreinigung
optimal durchführen.
Durch Abwechslung in der Ernährung
wird Dein Darm immer wieder auf eine
neue Art und Weise gefordert und
keinesfalls überfordert.
Genau dieser Effekt sorgt für eine lange
anhaltende Darmgesundheit.

Der dritte Schritt: Die Wahl des richtigen Probiotikum

Zu einer guten Darmsanierung gehört es unbedingt mit dazu, dass Du mit einem natürlich auf die Darmflora wirkenden Probiotikum für den Aufbau Deiner Darmflora sorgst.

Was genau kann ein Probiotikum für Deine Darmgesundheit leisten?

„Pro Bios" heißt in der klaren Übersetzung „für das Leben". Probiotika enthalten viele nützliche Bakterien, die Deiner Darmgesundheit dienen. Nicht alle Bakterien sind nämlich schädlich für Deinen Darm. Es gibt in einem guten Probiotika wichtige Hefepilze und förderliche

Bakterien, die Dir beim Aufbau einer gesunden Darmflora helfen werden.

Diese positiven, förderlichen „lebenden Mikroorganismen", die jedem Menschen einen gesundheitlichen Vorteil in Sachen Darmgesundheit einbringen, können Dich beim Aufbau einer gesunden Darmflora unterstützen.
Somit steht unumstritten fest:
Das für Dich richtige Probiotikum leistet einen guten Beitrag für Deine Gesundheit.

Da ich in meinem Buch allerdings keinerlei genaue Werbung für Naturheilmittel oder Probiotika betreiben werde, empfehle ich Dir:
Bitte finde selbst heraus, welches Probiotika Du für Dich und Deine Gesundheit einnehmen willst.
Es gibt verschiedenen Substanzen in Form von Probiotika und sehr verschiedene Darreichungsformen, die alle ihre Vorteile mit sich bringen.

Du kannst das Naturheilmittel in Pulver-, Pillen-, Tropfen oder Kapselform zu Dir nehmen.

Finde genau heraus, welche Art genau zu Dir und zu Deiner Persönlichkeit am besten passt.

Wo genau kannst Du ein Probiotikum, das Dir behagt, günstig erwerben?

Diese Substanz gibt es in jedem Naturkostladen, in gut sortierten Natur-Apotheken oder im Versand zu kaufen. Reformhäuser bieten oft hoch dosiertes Probiotika an, die Du bitte genau nach der Angabe auf der Verpackung zu Dir nehmen solltest.

Finde bitte selbst dabei heraus, welches Naturheilmittel Dir beim aktiven Aufbau Deiner Darmflora besonders dienlich erscheint.

Hierbei kann keine pauschale Aussage getroffen werden, denn:

Wir Menschen reagieren alle verschieden.

Wie lange solltest Du das für Dich richtige Probiotikum einnehmen?

Auch zu diesem Punkt gilt es an dieser Stelle im Buch keine Pauschalaussage zu treffen.

Manche Bürger nehmen das Probiotika, bis der Darm in Verbindung mit einer gesunden Lebens- und Ernährungsweise aufgebaut ist, für viele Monate ein.

Andere Menschen jedoch reicht der Konsum von Probiotika bereits für wenige Wochen aus, bis die Darmflora komplett saniert ist.

Natürlich kommt es auch stets auf die Konzentration der wertvollen Darmbakterien an, die für den Aufbau einer gesunden Darmflora sorgen.

Bitte nimm das Naturprodukt so lange in der Darreichungsform ein, wie es Dir und Deiner Gesundheit dienlich ist.

Hierbei zählt einmal mehr im Leben: Lerne Dich, Deinen Körper und Deine Darmflora genau kennen, indem Du auf

die Signale in Deinem Körper genau
achtest.

Tipp:

Ein gutes Probiotikum kann allenfalls
Deine Gesundheit fördern.
Wichtiger ist bei der Darmsanierung in
meinen Augen, dass Du Dein Leben so
umstellst, dass Du damit Deiner
Gesundheit langfristig dienst.
Eine gute Ernährungsform mit vielen
feinen Rezepten, die ich Dir in diesem
Buch noch genau deklariere, ist das A
und O für eine gut funktionierende
Darmgesundheit.

Was ist in Sachen gesunder Ernährung bei der Darmsanierung und danach wichtig?

Glückwunsch!
Sehr viel in Bezug auf eine gut funktionierende Darmflora auf Dauer und die Darmsanierung hast Du in meinem Buch bisher schon in Erfahrung bringen dürfen.
Es ist ein absolutes Muss, das Du auf die Signale Deines Körpers achtest, damit Du Dich, Deinen Darm und Deinen kompletten Organismus im Rahmen der Darmsanierung nochmals komplett neu für Dich entdecken darfst.

Ebenso kann ich Dir nur dringend anraten, das Unkraut niemals oben am Pflanzenschopf abzuschneiden, sondern es komplett mit der Wurzel auszureißen.

Genau aus diesem Grunde ist es für mich entscheidend, die Ursache Deiner Darmprobleme einmal ganz genau kennenzulernen.

Nur, wenn Du auf Dauer weißt, warum Dein Körper mit Beschwerden reagiert, kannst Du die Ursache Deiner Probleme genau bekämpfen, so dass in Deinem Leben möglichst erst gar keine Störungen in Magen oder Darm entstehen werden.

Deshalb rate ich Dir, konzentriere Dich bitte während der Darmsanierung vor allem auf die positiven Dinge in Deinem Leben!

Bitte achte dabei genau auf die Dinge, die Deiner Gesundheit dienen und nicht auf diejenigen, die ihr schaden.
Dazu gehört es in Sachen Darmgesundheit auf alle Fälle mit dazu, ausgiebige Sparziergänge an der freien Natur zu pflegen.

Sport beflügelt Deine Gesundheit und kurbelt die Verdauung auf natürliche Art und Weise an.

Genau aus diesem Grunde heraus ist Bewegung und Sport in meinen Augen mehr als wichtig, damit Du auf Dauer Deine Verdauung auf Trab hältst.

Die Darmsanierung und die Tage des Abführens laden dazu ein, endlich einmal wieder zu Dir selbst zurückzufinden.

Folgende Dinge sind hierbei förderlich, damit Du Deine Gesundheit und das gesamte Wohlbefinden erheblich steigern kannst:

- Pflege, so oft es geht, lange Spaziergänge in der freien Natur. Dadurch werden nicht nur Deine Darmzotten angeregt, sondern auch Dein seelisches Gleichgewicht hergestellt. Wenn es der physischen Gesundheit gut geht, kannst Du oftmals körperlich mehr aushalten.

- Durch Dein seelisches Gleichgewicht stärkst Du Dein Immunsystem und Deine kompletten Abwehrkräfte in Deinem Körper.
- Raus mit Dir an die frische Luft! Das aktiviert nicht nur Deine Verdauung, sondern der gesamte Stoffwechsel wird durch die frische Sauerstoff-Zufuhr aktiviert. So sorgst Du auf Dauer für ein gesundes Leben.
- Es gibt kein falsches Wetter, sondern nur die falsche Kleidung! Deshalb solltest Du wirklich an jedem Tag Deines Lebens hinaus in die Natur gehen.
- Bitte achte darauf, dass Du Deine Gefühle wie Wut, Stress, Angst, Aggression, Traurigkeit oder Frust nicht mit dem falschen Essen kompensierst.
Was ist besser?
Lerne bitte, mit natürlichen

Methoden abzuschalten. Sport und Bewegung schafft neue Energien!
Aktiviere Deinen Stoffwechsel, indem Du aktiv in Sachen Sport bleibst.

- Meditiere – so kannst Du Dein gesamtes Wohlbefinden steigern und auch Deine Darmflora schützen.
Bitte sorge für gute Entspannungsübungen, damit Dein Geist zur Ruhe kommt.
- Schlafe Dich gesund!
Bitte sorge stets für einen ausreichenden Schlaf.
So kommt Dein Darm in den gut dosierten Ruhe-Phasen zur Erholung, die er sich verdient hat.

Eine gesunde Lebensweise mit ausreichendem Sport ist wichtig, damit Du auch Deinen Darm vor, während und nach der Sanierung achtest und schützt. Es nützt keinesfalls Deiner Gesundheit, wenn Du einerseits das richtige Super-

Food zu Dir nimmst, andererseits nicht auf eine gesunde Lebensweise achtest, die auch Deine Darmflora vor Giften und ungünstigen Einflüssen aus der Umwelt bewahrt.

Es ist immer der ganzheitlich medizinische Ansatz, der Dich in Deiner gesamten Gesundheit ein erhebliches Stück nach vorne bringen wird.

Tipp:

Wenn Du nicht genau weißt, ob Deine Darmbeschwerden organische Ursachen aufweisen, kann eine Darmspiegelung darüber Aufschluss geben.
Hier wird genau untersucht, woher Deine Darmbeschwerden stammen oder ob es mit einer nervlichen Belastung zusammenhängt, dass Du mit den ein oder anderen Beschwerden im täglichen Leben zu kämpfen hast.

Was kannst Du sonst noch für Deine Darmgesundheit positives leisten?

Viel in dieser Lektüre ist schon erwähnt, was Du aktiv dazu beitragen kannst, damit Du auf Dauer Deine Darmgesundheit schützt.

Neben einer sinnvollen Ernährung, ausreichendem Schlaf, langen Spaziergängen an der frischen Luft und der Tatsache, dass Du viel trinken solltest, zählen noch viele weitere Fakten für Deine Gesundheit.

Du solltest dabei ganz ohne Sucht leben und es in Sachen Alkohol und langen Party-Nächten niemals übertreiben.

Entspannungsübungen gehören genauso zu einem gut funktionierenden Alltag, wie dass Du ausreichend Sport betreibst und Dich mit den genau richtigen Menschen umgibst, die Deine positive Denkweise unterstützten.

Energie-Vampire solltest Du aus Deinem Leben verbannen ebenso wie Menschen, die Deiner Seele auf Dauer schaden, indem sie nur ihre Probleme auf Deinen Schultern abladen möchten. Allerdings habe ich einen wichtigen Aspekt bisher komplett ausgeklammert, der für Deine Darmgesundheit eine nicht unerhebliche Rolle spielt: **vermeide Stress**!

Stress ist der Killer Nummer eins für unsere gesamte Gesundheit.
Wer auf Dauer gestresst und keinesfalls erholt durch seinen Alltag hetzt, wird niemals seinen Darm auf natürliche Art und Weise sanieren können.
Die Darmgesundheit ist wichtig und oft der Auslöser von Krankheiten, die durch erhöhtes Aufkommen von Stress erst zum Tragen kommen.

Burnout, Depressionen, Schlafstörungen und dauernde Zustände von Trägheit oder innerer Unruhe lösen oft regelrecht Darmerkrankungen wie Reizdarm oder Leaky Gut aus.
Dabei hilft auch die ein oder andere Darmsanierung kaum, wenn Du die Faktoren, die Stress in Deinem Leben auslösen, nicht abstellst.

Nicht alle Belastungen im Alltag, die Stress pur auslösen, können wir abstellen.
Wir erleiden Schicksalsschläge, Trauerfälle, unschöne Situationen wie Trennungen oder den Verlust des Arbeitsplatzes.
All diese Faktoren lassen sich nicht immer sofort abstellen.

Stress vermeiden, aber wie?

Bitte lerne den Umgang mi stressigen Situationen, damit er Dich nicht auffrisst. Nicht jeden Tag können wir eine positive Einstellung an den Tag legen – dennoch gibt es viele Mittel und Wege, wie Du mit Stress besser umgehen kannst.

Stress killt vor allem Deine Darmgesundheit.
Bitte hinterfrage einmal sehr genau, mit welchen Methoden Du dem Stress im Leben dauerhaft den Kampf ansagen kannst.

Folgende Verhaltensmechanismen können Dir dabei mit Sicherheit helfen:

- Lerne, Nein zu sagen und Dich vom Ballast im Leben der anderen abzugrenzen.
- Friss Deine Gefühle nicht unnötig in Dich hinein – das kann den Ausbruch von Magengeschwüren fördern.
- Lerne, Deine Gefühle mit Sport und Bewegung abzubauen. Das wird den Stress in Dir langsam auflösen.
- Lasse Dir im Alltag, wenn Dir dieser zu stressig erscheint, von

den Mitgliedern Deiner Familie helfen.

Auch Freunde helfen Dir dabei, das ein oder andere Problem in Deinem Sinne zu lösen.

Bitte fordere fremde Hilfe ein, damit Du entlastet wirst.

- Meditation fördert den gesunden Schlaf. Das fördert den Abbau von Stress.

- Lasse allen Ärger der Welt los. Loslassen ist oft ein Zauberwort, das auch vom inneren Stress befreit.

- Arbeite nicht zu viel – Du hast nur eine Gesundheit und ein einziges Leben. Dies solltest Du schätzen und ehren – denn so vermeidest Du den Ausbruch von Darmerkrankungen.

- Kümmere Dich um Kontakte und pflege ein gutes, soziales Netzwerk.
Umgebe Dich mit den Menschen, die Dir guttun und Dir nicht Deine letzte Energie aussaugen!

- Pflege Hobbys, die Dich vom Stress befreien.
- Bitte achte darauf, dass der seelische Druck den Du Dir oftmals selbst auferlegst, niemals zu groß wird.
  Druck ist der größte Einflussfaktor, der in uns Menschen inneren Stress verursacht.
  Eine ambulante Psychotherapie kann Dir dabei helfen, den inneren Stress loszulassen. Es ist keine Schande, Hilfe für Deine Psyche anzunehmen.
  Es wäre eine Schande einfach zuzusehen, wie Du durch entstandenen Stress selbst zugrunde gehst.
- Sorge dafür, dass Du abschalten und an jedem Tag ausreichend Schlaf tanken kannst. Das sorgt für Dein inneres psychisches und physisches Gleichgewicht.

Wie Du sicher selbst weißt, gibt es immer wieder Phasen in unserem Leben, die großen Stress auslösen können.
Kein Leben ist ganz ohne Reibungsverluste zu leben. Höhen und Tiefen gehören zu jedem Alltag mit dazu. Allerdings solltest Du auf Dauer dabei lernen, mit stressigen Situationen gut umzugehen Suche Dir Alternativ-Strategien, wie Du diese meistern kannst ohne in Deine schlechten Verhaltensmuster zurück zu verfallen.

Nur so schützt Du Deine Gesundheit und Deinen Darm vor dem Ausbruch von hartnäckigen, chronischen Erkrankungen.

Tipp:

Nicht jeden Tag gelingt es uns, mit Geduld und Gelassenheit zu reagieren. Es gehört zu jedem Leben mit dazu, manchmal auszurasten oder mit

Wutanfällen auf widrige
Lebensumstände zu reagieren. I
n der Summe jedoch solltest Du darauf
achten, dass Dich der innere Stress
nicht auffrisst. Wie gesagt: Du hast nur
eine Gesundheit. Der Darm signalisiert
Dir mit seinen feinen Nervenzellen oft im
Vorfeld, wenn seelische Probleme in Dir
brodeln und irgendwann einmal böse
zum Ausbruch kommen werden! Bitte
achte im Vorfeld darauf, dass es nicht
zum Äußersten kommen wird!

Nahrungsergänzungsmittel

Frisch gepresste Säfte oder frisch
gemixte Smoothies sind die besten
Nahrungsergänzungen die man zu sich
nehmen kann.
Sie sollten jedoch überwiegend aus
Gräsern, Wildkräutern und Gemüse
bestehen.

Die schmackhaftesten Kombinationen kannst Du herstellen aus:

- Karotten
- Staudensellerie
- Petersilie
- Spinat

Hinzu fügst du zwei Hände voll Wildpflanzen wie z.B. Giersch oder Brennnessel.

Zur Verbesserung des Geschmackes kannst Du Äpfel, Ananas und etwas Zitronensaft hinzufügen.

Hier ein kleines Rezept:

Zutaten:

- 500 g Karotten
- 2 Stängel Staudensellerie
- ½ Bund Petersilie
- 600 g Spinat
- 2 Hand voll Wildpflanzen
- ½ Zitrone
- ½ Ananas oder
- 600 g Apfel

Täglich davon 1 l trinken und dazu säurebildende Lebensmittel vermeiden – schon benötigst Du keine weiteren Nahrungsergänzungsmittel.

Den Cocktail kannst Du auch in Deine tägliche Ernährung nach der Darmreinigung integrieren, denn er wird anstatt einer Mahlzeit getrunken oder mindesten ½ Stunde davor.

Unterstützende Massagen während der Darmreinigung

Dazu muss man zu keinem Therapeuten, diese kann man sich selbst sehr gut zu Hause angedeihen lassen. Ganz besonders während einer Darmreinigung.
Hier empfehle ich Dir zwei verschiedene Arten von Massage.

Bürstenmassage

Damit bringst Du Dein Lymphsystem in Schwung, damit alle Gifte die die Lymphe im Körper aufgesammelt hat an den Dickdarm zur Ausscheidung weitergeleitet werden. Die Bürstenmassage bewirkt, dass die Lymphgefäße sich öffnen und der darin angestaute Abfall (Schleim) kann abfließen. Falls Du Probleme mit Deinen Atmungsorganen hast, kann Dir eine Bürstenmassage helfen.

116

Bauchmassage

Diese ist sehr einfach aber unglaublich wirkungsvoll!
Massiere Deinen Darm mit kreisenden Bewegungen im Uhrzeigersinn. Die Berührung sollte abwechselnd sanft und knetend sein.
Das hilft dabei, die Darmbewegungen zu aktivieren (Peristaltik des Darms) und die Ablagerungen zu lösen.
Je länger Du massierst desto besser.
Am besten 15 min vor dem Aufstehen.
Besonders wichtig ist so eine Bauchmassage während eines Einlaufs.

Weitere Darmsanierungsmethoden

Es gibt natürlich sehr viel mehr Möglichkeiten, seinen Darm zu sanieren. Damit Du Dich gut entscheiden kannst, was das Richtige für Dich ist, möchte ich natürlich auch diese erwähnen.

Colon-Hydro-Therapie (CHT)

Dies ist eine Alternative zur Darmspülung, die jedoch von einem Therapeuten durchgeführt wird.

Dies ist in den meisten Fällen ein Heilpraktiker, aber auch Gastroenterologen bieten diese Therapie inzwischen an.

Hierbei sind mindestens 6 -10 Sitzungen notwendig.

Meiner Meinung nach kann diese Therapie aber eine Darmsanierung auf Basis von reinigenden Kräutern, Flohsamen und Darmbakterien nicht ersetzen, da diese Therapie nur den Dickdarm reinigt.

Dies zwar sehr gründlich, aber der Dünndarm bleibt von dieser Methode unberührt.

Man kann aber die Darmsanierung zu Hause problemlos mit der CHT-Methode kombinieren

Darmsanierung mit Schüssler Salzen

Bei einer Darmsanierung mit Schüssler Salzen werden erst die Giftstoffe im Darm gebunden, dann ausgeschwemmt und im Anschluss wird die Darmflora gesund wieder aufgebaut. Dieser Prozess sollte NUR unter der Aufsicht einer Heilpraktikers durchgeführt werden.

Denn bei Schüssler Salzen gelten besondere Regeln, die es zu beachten gilt. So sollten verschiedene Schüssler Salze nicht gleichzeitig genommen werden. Es müssen mindestens 2 Stunden Abstand zwischen den Einnahmen liegen, damit der Körper genug Zeit hat die Salze aufzunehmen.

Viele leckere Rezepte während und nach der Darmsanierung für ein langfristig gesundes Leben

In diesem letzten Teil meins Buches liefere ich Dir viele leckere Rezepte, die sehr einfach zu kochen sind. Alle Ideen von Rezepten sind, soweit nicht anders deklariert, für 1 Person berechnet.
Wann solltest Du diese Rezepte kochen und vor allem selbst als Gaumen-Freude genießen?

Während der kompletten Darmsanierung, vor oder nach der Therapie schmecken diese feinen Rezepte fein und fördern Deine Darmgesundheit.
Dabei sollten die Ideen von Mahlzeiten vor allem für Abwechslung auf Deinem Speiseplan sorgen.

Genieße das Super-Food, das zu Dir passt.

All die in diesem Buch empfohlenen Zutaten sind in vielen Vorschlägen aufgegriffen. Sie sorgen für Dein komplettes Wohlbefinden und fördern Deine Darmgesundheit.

Welche Vorschläge treffen Deine persönlichen Geschmacksnerven dabei ganz besonders?

Frühstück

Das Frühstück liefert den perfekten Start in Deinen Tag.
Wer am Morgen nur mit einer Tasse schwarzen Kaffee und einer Zigarette im Mund in den Tag startet, wird seine Darmgesundheit auf keinen Fall fördern.

Was ist besser?
Eine pflanzliche Lebensweise mit viel Obst und Gemüse kurbelt Deine Darmflora auf natürliche Art und Weise an. Vollkornbrot mit einem hohen Anteil an Ballaststoffen sorgt für eine aktive Arbeit Deiner Darmzotten.
Genau aus diesem Grunde solltest Du mit dem Frühstück für den perfekten Start in Deinen Tag sorgen.

Welches Rezept für Frühstück spricht Dich dabei besonders an?

Frühstücks-Bowl mit Mango, Spinat und Chia-Samen

Zutaten:

- 150 g Joghurt
- 30 g Apfel mit Schale ohne Kerne
- 30 g Bio-Mango
- 30 g feines Müsli mit Haferflocken oder Früchte-Müsli (alternativ Nüsse, gehackt)
- 10 g Spinat
- 10 g Chia-Samen aus dem Reformhaus

Zubereitung:

1. Schäle die Mango und entkerne den gewaschenen Apfel.
2. Bitte schneide die Früchte in kleine Stücke.
3. Lass den Chia-Samen im Natur-Joghurt am besten über Nacht (oder zumindest für 1-2 Stunden) quellen. So entsteht ein gesunder Pudding.

4. Pflücke jetzt den Spinat in feine Stücke und mische ihn unter die Früchte.
5. Serviere jetzt den Joghurt-Pudding mit der Mischung des Müslis und allen frischen Zutaten wie Spinat und Früchten in einer dekorativen Bowl.
6. Genieße das Müsli als perfekten Start in Deinen Tag.

Tipp:

Dieses Müsli darfst Du gerne mit Früchten der Saison abwandeln. Je frischer das Obst nach Saison gekauft ist, desto besser! Achte bitte auf beste Bio-Qualität bei diesem Super-Frühstück der Extraklasse!

Omelette mit Auberginen und feinem Gemüse

Zutaten:

- 4 frische Eier vom Huhn, roh (Größe M)
- 100 g Cherrytomaten
- 50 g Bio-Aubergine, roh
- 1 Stängel Basilikum, frisch
- 1 EL Schlagsahne 30%
- Gewürze wie etwas Pfeffer aus der Mühle, Salz, etwas Chili und Muskat
- 1 EL feines Olivenöl

Zubereitung:

1. Schlage die Eier auf und verquirle die Eier mit allen Gewürzen, dem gehackten Basilikum und der Sahne.
2. Schneide das Gemüse in feine Stücke, nachdem Du es gewaschen und von allen Anteilen, die nicht zum Verzehrt geeignet sind, befreit hast.

3. Erhitze jetzt das Öl in einer heißen Fettpfanne.
4. Gieße die Eiermasse in die Pfanne.
5. Gebe jetzt das zerkleinerte Gemüse in die Eiermasse.
6. Wende das auf einer Seite goldgelb gebackene Omelette in der Pfanne.
7. Backe den großen Eierkuchen auch von der anderen Seite kross an.
8. Serviere das Eier-Omelette sofort auf einem heißen Teller.
9. Ein Zweig Basilikum oder ein Stück Tomate sorgen für eine ansprechende Dekoration bei diesem Frühstück.

Tipp:

Wenn Du magst, kannst Du etwas geriebenen Ingwer in den Teig geben. Die Schärfe der asiatischen „Wunderknolle" sorgt für die Aktivierung Deiner Darmzotten.

Das hilft Dir nicht nur beim Abnehmen, sondern regeneriert auch Deine Darmflora auf natürliche Art und Weise.

Vegane Mandelmilch mit Schoko-Geschmack

Zutaten für 1-2 Personen:

- 300 ml Mandelmilch aus dem Reformhaus
- 2 TL stark entölter Kakao
- 2 EL Agavendicksaft oder Ahornsirup
- etwas Wasser nach Bedarf

Zubereitung:

1. Koche zuerst die Mandelmilch kurz mit dem gesiebten Kakao auf.
2. Süße bitte die Mandelmilch nach Geschmack mit dem Agavendicksaft oder dem Sirup.

3. Füge, nach Geschmack, Wasser zur Milch und genieße den Drink warm oder kalt.

Tipp:

Diese Milch kann auch mit frischen Beeren vollendet werden, die Du frisch in die Milch gibst.
So darfst Du dieses feine Frühstück löffeln und gleichzeitig mit dem Strohhalm genießen. Dieses vegane Frühstück schmeckt auch Kindern.

Feines Vollkornbrötchen mit Gemüse und feinem Frischkäse

Zutaten:

- 1 großes Bio-Vollkornbrötchen
- 2 EL körniger Frischkäse oder Hüttenkäse
- 1 kleine Scheibe Gouda
- 1 kleine Paprikaschote
- 1 Tomate
- 1 Essiggurke
- Salz und Pfeffer nach Geschmack.
- Ein großer Zweig vom frischen Basilikum

Zubereitung:

1. Teile das Brötchen in der Mitte durch.
2. Bestreiche es mit dem Kräuterkäse, der gerne selbstgemacht werden kann. Allerdings ist ein abgepackter Käse ohne Konservierungsstoffe

für diesen Zweck (wahlweise Hüttenkäse) ebenso geeignet.

3. Schneide nun das gewaschene Gemüse und lege es auf die beiden Brötchenhälften.
4. Gerne kannst Du das Gemüse auch für dekorative Zwecke an den Rand Deines Frühstücks-Tellers legen.
5. Würze das Brötchen mit Salz und Pfeffer und füge den Strauß vom Basilikum hinzu. Guten Appetit bei diesem gesunden, vegetarischen Frühstück!

Tipp:

Natürlich darfst Du gerne ein Vollkornbrötchen vom Vortag verwenden, das Du kurz toastest. Das sorgt für eine gute Verdauung, denn sehr frisches, noch warmes Brot kann bei einem Reizdarm zu starken Blähungen führen.

5. Smoothie-Bowl mit vitalen Körnern der Extraklasse

Zutaten für 2 Personen:

- 300 g Joghurt Natur
- 60 g Himbeeren
- 20 g Heidelbeeren
- ¼ Banane
- ¼ Apfel
- 20 g frische Haferflocken in Bio-Qualität, in der Pfanne geröstet
- 10 g Mohn
- 1 TL geröstete Kürbiskerne
- 5 große, gehackte Mandeln
- 2 frische Walnüsse, gehackt
- Ahornsirup oder Agavendicksaft zum süßen, nach Bedarf

Zubereitung:

1. Bitte wasche und putze alle Beeren.
2. Füge einen Teil davon (in etwa die Hälfte) zu dem Joghurt.

3. Mixe jetzt den Joghurt mit einem großen Zauberstab zu einem dicken, sämigen Smoothie.
4. Fülle diesen feinen Joghurt jetzt in eine schöne Bowl.
5. Hacke alle Nüsse jetzt klein. Röste Kerne und Nüsse, falls Du sie schön knusprig in Deiner Bowl genießen willst, nochmals in einer Pfanne ohne Fett an. Das sorgt für ein knackiges Aroma bei dem Super-Food.
6. Jetzt gibst Du die übrigen Beeren zum Joghurt und alle gehackten, gerösteten Flocken, Nüsse und Kerne in die Bowl.
7. Nach Bedarf darfst Du dieses Müsli mit dem Beeren-Smoothie individuell süßen.
8. Genieße dieses Frühstück sofort, damit die Kerne nicht durchweichen.

Tipp:

Ich empfehle Dir, Äpfel stets mit der Schale zu verwenden.

In der gut gewaschenen Schale aller biologisch wertvoll angebauten Früchte stecken besonders hohe Anteile von Ballaststoffen.

Du weißt, dass dies elementar wichtig ist für Deine Darmflora.

Mittagessen

Nun geht es um die an und für sich
wichtigste Mahlzeit unseres Tages – um
das Mittagessen.
 In unserer schnelllebigen Zeit essen wir
oft nur noch nebenbei am PC in der
Mittagspause oder besuchen eine
Kantine, die mehr als ungesunde
Gerichte anbietet.

Diese müssen oft sehr lange warm
gehalten werden und strotzen regelrecht
voller Fett, Zucker und
Konservierungsstoffe.
Diese Ernährungsweise ist oft Gift im
Rahmen einer Darmsanierung.

Genau aus diesem Grunde stelle ich Dir
in diesem Ratgeber ein paar gute,
gesunde Rezepte vor, die Du auch
hervorragend selbst zur Arbeit
mitnehmen kannst.
So ist es Dir ein Leichtes, auch während
dem Berufsalltag auf eine gesunde

Ernährung zu achten und Deine Darmflora während und nach der Darmsanierung zu schützen.

Du weißt:
Abwechslung sorgt für viel Spaß beim Genuss und dafür, dass Deine Darmzotten immer auf eine andere Art und Weise gefordert werden.

Schon jetzt wünsche ich Dir: Viel Spaß beim Kochen Deines leckeren Mittagessens!

Hähnchenbrust mit feiner Paprikapfanne und mediterranen Gemüse-Allerlei

Zutaten:

- 1 Hähnchenbrust ohne Haut in Bio-Qualität
- 50 g Paprika, rot, roh
- 50 g Paprika, grün, roh
- 50 g Paprika, gelb, roh
- 1 große Tomate
- 2 kleine Pilze
- 1 kleine Aubergine
- 1 kleine Zehe Knoblauch
- 1 Zwiebel, rot
- 4 Stängel Koriander,
- frische, weitere mediterrane Kräuter wie Rosmarin, Thymian, Basilikum oder Oregano
- Gewürze zum Würzen der Pfanne wie Salz, Pfeffer, Paprika oder Chili-Pulver
- 1 EL vollmundiges Olivenöl

Zubereitung:

1. Putze und schneide das komplette Gemüse.
2. Schäle die Zwiebeln, den Knoblauch und schneide alle vitalen Zutaten in kleine Würfel oder Ringe.
3. Erhitze jetzt das sparsam zu verwendende Öl in einer heißen Fettpfanne.
4. Gebe das in feinen Streifen geschnittene Hähnchen-Fleisch in die Pfanne.
5. Füge jetzt das komplette Gemüse (zuerst den Knoblauch und die Zwiebeln) zum Fleisch in die Pfanne.
6. Gebe jetzt alle gezupften, gehackten oder fein geschnittenen Kräutern in die große Gemüse-Pfanne.
   Das sorgt für ein intensives Aroma bei diesem mediterranen Gericht.
7. Brate alles kross an und würze am Schluss das heiße

Pfannengericht mit den Gewürzen nach Geschmack.

8. Genieße die Vital-Pfanne sofort und richte sie auf einem appetitlichen Teller an. Du weißt: Das Auge isst schließlich mit.

Tipp:

Die mediterranen Gerichte sind mehr als förderlich für eine gesunde Darmflora. Das feine Pfannen-Gericht darfst Du natürlich mit Gemüse je nach Saison beliebig abwandeln.

Frischer Gurkensalat mit feinen Kräutern und Joghurt-Dipp

Zutaten:

- 200 g Gurke in Bio-Qualität mit Schale, roh
- 15 g Frühlingszwiebel
- 2 Stängel Petersilie, frisch
- 1 großer Zweig Dill
- 2 EL Joghurt Natur
- Gewürze wie Salz, frischer Pfeffer aus der Mühle oder Paprika-Pulver
- 1 EL feines Pflanzenöl, zum Beispiel Rapskernöl

Zubereitung:

1. Schneide die Gurke in feine Scheiben und die Frühlingszwiebeln in feine Ringe.
2. Die Kerne der Gurke musst Du, wenn es sich um eine frische Gartengurke in Bio-Qualität handelt, nicht im Vorfeld entfernen.

3. Bereite jetzt aus Joghurt, dem Öl, den gehackten Kräutern und aus allen Dir schmeckenden Gewürzen eine feine Salat-Marinade zu.
4. Mariniere den Gurkensalat mit dem feinen Joghurt-Dressing.
5. Zu diesem leckeren, frischen Super-Food schmeckt hervorragend ein frisches Vollkornbrötchen.

Tipp:

Dieser Salat eignet sich bestens auch zum Mitnehmen in Dein Büro. I
n einer gut verschließbaren Dose kann der Salat außerdem ca. 2 Tage im Kühlschrank aufbewahrt werden.
Rapskernöl gehört übrigens zu den wertvollsten Fetten überhaupt.
Es ist nicht zu verwechseln mit dem Rapsöl oder anderen Transfetten, die bei der Herstellung viel zu stark erhitzt werden.

Veganer Beeren-Smoothie als Super-Mittagessen

Zutaten:

- 100 g Himbeeren
- 100 g Johannisbeeren
- 100 g Erdbeeren
- ½ Banane
- 3 EL Soja-Joghurt
- 200 - 250 ml Wasser
- Agavendicksaft zum süßen nach Bedarf

Zubereitung:

1. Schäle die Banane und füge sie
2. mit den gewaschenen Beeren in einen großen Messbecher.
3. Gebe den Soja-Joghurt und nach Geschmack den Agavendicksaft hinzu.
4. Damit ein sämiger Drink entsteht, den Du mit dem Strohhalm genießen darfst, kannst Du

Wasser nach Bedarf in den Drink rühren.

5. Mixe jetzt mit einem großen Zauberstab diesen Shake zu einem sämigen Smoothie.

Genieße diesen schnell zubereiteten Smoothie im Sommer eisgekühlt und zur kühleren Jahreszeit in Zimmertemperatur.

Diese ist ohnehin für Magen und Darm besser verträglich als eisgekühlte Lebensmittel.

Tipp:

Diesen Smoothie kannst Du mit Früchten je nach Saison immer wieder abwandeln. Ein Smoothie ist ein perfektes, leichtes Gericht für unterwegs, bei dem Du auch alle Früchte-Reste perfekt verwerten kannst.

Rinderhüftsteak an Rucola mit feinen Cherrytomaten

Zutaten:

- 1 große Scheibe Rindersteak von der Hüfte
- 100 g Cherrytomaten
- 20 g Rucola, frisch
- 1 Stängel Rosmarin, frisch
- 1 Prise frisches Meersalz
- 1 Prise große Prise frischer Pfeffer aus der Mühle
- 1 EL vollmundiges Leinöl oder Olivenöl
- etwas Butter zum anbraten

Zubereitung:

1. Wasche den Rucola und lege diesen ansprechend auf einen Teller.
2. Beträufle diesen Salat mit dem Öl und würze mit Salz und Pfeffer.

3. Jetzt erhitzt Du etwas Öl mit der Butter in der Pfanne und brätst das Rinderhüftsteak darin an.
4. Gebe am Schluss den Rosmarin und die kleinen Tomaten in die Pfanne.
5. Lass das Steak in der Pfanne so lange braten, damit es Dir gut schmeckt.
   Am besten eignet sich der Verzehr von Rindfleisch in meinen Augen, wenn das Steak nicht ganz durchgebraten ist.
6. Serviere das Rindersteak mit den warmen Cherrytomaten auf dem Bett vom Rucola.
7. Würze das Fleisch nach Geschmack und genieße dazu, wenn Du nicht ohne sättigende Beilagen Dein Mittagessen genießen willst, leichte Salzkartoffeln.
8. Auch ein feiner Gemüse-Reis sorgt für einen vollmundigen Geschmack zu diesem Steak.

Tipp:

Rosmarin ist ein robustes Kraut, das für die moderne Küche nicht zu entbehren ist. Die ätherischen Öle sind mehr als hilfreich bei Reizdarm-Syndrom und helfen dabei, Deine Darmbakterien positiv anzuregen. Ist mit feinen Naturkräutern nicht alles für eine gute Verdauung auf Dauer von Dir eingeleitet?

Gebratene Dorade mit frischer Mango-Salza

Zutaten für 2 Personen:

- 4 kleine Dorade, Filet
- 100 g Mango, roh
- 100 g Gurke mit Schale, roh
- 100 g Paprika, rot, roh
- 20 g Ingwer
- ½ Chili-Schote
- 50 g Spinat, roh
- 30 g Parmesan, gerieben
- 1 Prise frisches Salz
- 1 Prise schwarzer Pfeffer aus der Mühle
- 1 EL Olivenöl
- Saft von ½ Zitrone

Zubereitung:

1. Zuerst beträufelst Du den Fisch mit den Zitronensaft und würzt das Filet der Dorade nach Geschmack.

2. Jetzt schälst Du die Mango, schneidest das Fruchtfleisch in feine Würfel und fügst das geputzte Gemüse wie Gurke, Paprika und den gezupften Spinat hinzu.
3. Mixe nun mit einem Pürierstab alle vitalen Zutaten für die Salza und würze die Creme mit Pfeffer, Salz, Chili und dem Ingwer.
4. Lass die Salza gut ziehen. Sie sollte leicht scharf und etwas süßlich schmecken. Stelle die Salza kühl.
5. Brate nun die Filets der Dorade in einer heißen Fettpfanne an. Der Fisch ist gar, wenn er in der Mitte noch leicht glasig ist.
6. Serviere nun den heißen Fisch, den Du im Vorfeld mit Parmesan bestreust, zusammen mit der Mango-Salza.

Tipp:

Fisch enthält hochwertiges Eiweiß, das für die Erhaltung der Muskeln elementar wichtig ist.

Auch für die Darmflora ist während und nach der Darmsanierung alles wichtig, was in guten Bio-Fischen an Nährstoffen zu finden ist.

So kannst Du für ausdauernde Spaziergänge Deine Muskelkraft intensiv nutzen.

Abendessen

Am Abend sollten wir nicht mehr so viel essen.

Warum?
Das Essen liegt uns oft zu schwer im Magen, wenn wir kurz vor dem Zubettgehen noch üppige Mahlzeiten wie Pizza, das zuckerhaltige Dessert oder fette Sahne-Saucen zu uns nehmen.
Gerade in Verbindung mit Alkohol und Nikotin ist, in meinen Augen, speziell am Abend für eine entspannte Nachtruhe zu sorgen, indem Du leichte Gerichte zu Dir nimmst.

Außerdem empfehle ich Dir bei all meinen Rezepten:
Bitte nimm ca. 4 Stunden vor dem Schlafengehen keinerlei Nahrung mehr zu Dir.

So kann sich der Darm schon auf eine geruhsame Nacht einstellen.

Verdauungsbeschwerden durch zu reichhaltiges oder zu fettiges Essen erhöhen Schlafprobleme jeglicher Art. Deshalb heißt es vor allem am Abend: Leichte, ideal verträgliche und gut verdauliche Kost ist Gold wert.

Wie immer solltest Du Dir die Abendrezepte kochen, die Dir besonders zusagen und für Abwechslung auf Deinem Speiseplan sorgen.

Welche Rezept-Idee spricht Dich dabei besonders an?

Bunter Gemüse-Salat

Zutaten für 2 Personen:

- 1 Aubergine, ca. 200g
- 150 g Bio-Tomaten
- 140 g Paprika
- 120 g frischer Fenchel
- 50 g Salat (Endivien, Roman, Rucola)
- 1 kleine rote Zwiebel
- ½ rote Chilischote
- 20 g geriebener Ingwer
- 2 Knoblauchzehen
- 4 EL Olivenöl
- 2 EL Balsamico
- etwas Salz und Pfeffer
- frischer Kreuzkümmel

Zubereitung:

1. Bitte putze und wasche das Gemüse. Schneide es in feine Streifen.

2. Reibe den Ingwer in feine Raspel und gebe die Kerne der Chilischote zum Gemüse.
3. Mische den gepressten Knoblauch mit dem Olivenöl und lass diesen gut darin ziehen.
4. Gebe jetzt das Knoblauchöl zum Essig und stelle eine feine Salat-Marinade her.
5. Mariniere alles fein gewürfelte Gemüse mit dem Dressing zu einem feinen Gemüse-Salat.
6. Zu diesem feinen Gericht, das für Veganer sehr gut geeignet ist, passt eine kleine Scheibe Vollkornbrot.

Tipp:

Knoblauch und Ingwer stellen eine hervorragende Geschmacks-Verbindung dar. Beide natürlichen Lebensmittel aktivieren Deine Darmflora und sorgen im Rahmen der Darmsanierung für den gesunden Aufbau Deiner Darmflora. Was willst Du mehr?

Feine Salat-Bowl mit Avocados und Eiern

Zutaten für 1-2 Personen:

- 60 g Avocado
- 1 gekochtes Ei in Bio-Qualität
- 50 g Tomaten, bunte Mischung
- 50 g Mozzarella
- 50 g gemischten Salat
- 2 EL Olivenöl
- 1 EL Apfelessig
- 1 Stängel Basilikum
- Meersalz und Pfeffer

Zubereitung:

1. Zerpflücke den Salat, schneide alle Gemüse-Zutaten für den Salat in feine Streifen.
2. Schäle das gekochte Ei und die Avocado. Schneide beide Zutaten für den Salat als Beilage in feine Streifen.

3. Lasse den Mozzarella abtropfen und schneide ihn ebenso in feine Scheiben.
4. Mixe nun das Dressing für den Salat, indem Du Apfelessig, Öl und alle Gewürzen miteinander verquirlst.
5. Mariniere nun den Blattsalat mit den Tomaten und gebe auf den Salat den Käse, die Eier und die in Streifen geschnittenen Avocados.
6. Bestreue den Salat mit frischem Pfeffer aus der Mühle.

Tipp:

Wie Du weißt, ist Apfelessig besonders schonend für Deine Darmflora.
Deshalb empfehle ich Dir im Rahmen der Darmsanierung: Genieße Apfelessig so oft wie möglich!

Thunfisch-Salat mit Mais extra-fein

Zutaten für 2 Personen:

- 150 g Thunfisch, aus der Dose
- 1 Avocado
- 100 g Paprika rot oder gelb
- 100 g Tomaten
- 50 g Gurke
- 1 Frühlingszwiebel
- 30 g Mais, aus der Dose
- ½ Bund Petersilie
- 50 g Radieschen
- ½ Chilischote
- 1 Limette
- 2 EL feines Kürbiskernöl
- 2 EL Balsamico oder anderer Essig
- Pfeffer, Salz und andere Gewürze nach Geschmacks
- feiner Dill und Basilikum

Zubereitung:

1. Bitte lasse den Mais aus der Dose und den Thunfisch in einem Sieb abtropfen.
2. Schäle die Avocado, putze das gewaschene Gemüse und schneide alles in feine, kleine Würfel.
3. Mariniere alle Zutaten vom Gemüse sofort mit dem Saft der Limette.
   So hält sich das rohe Gemüse frisch.
4. Jetzt vermengst Du alle Zutaten für die Marinade und gibst in das Dressing die fein gehackten Kräuter.
5. Mariniere den frischen Salat und lass das Gemüse darin ca. 1-2 Stunden gut durchziehen.
6. Nun gibst Du den Mais aus der Dose und den Thunfisch als Krönung auf diesen feinen Salat.

Tipp:

Radieschen enthalten sehr wenige Kalorien, die feine Schärfe aus diesem Gemüse ist ein Balsam für eine gute funktionierende Darmflora.
Dill harmoniert besonders gut zu jedem Fisch-Gericht.

Vollkornbrot mit Hüttenkäse und feinen Gürkchen

Zutaten:

- 2 Scheiben Vollkornbrot vom Bäcker in Bio Qualität
- 60 g Hüttenkäse (körniger Frischkäse)
- 1 Stängel Thymian
- 1 TL geriebener Ingwer
- Chili und Knoblauch nach Geschmack
- etwas Salz und Pfeffer, frisch aus der Mühle
- 2-3 große Essiggurken aus dem Glas

Zubereitung:

1. Nimm den Hüttenkäse und verrühre ihn gut mit dem geriebenen und gepressten Knoblauch.
2. Würze den mageren Käse mit Salz und Pfeffer und dem Thymian (andere mediterrane Kräuter nach Geschmack sind erlaubt).
3. Schneide die Gurken jetzt in feine Streifen.
4. Bestreiche das Brot mit dem Käse-Aufstrich, der jetzt die richtige Schärfe aufzeigt.
5. Veredle das Brot, indem Du es mit den feinen Gürkchen belegst und garniere das Abendessen mit frisch gehackten Kräutern.

Tipp:

Die Schärfe des Ingwers ist eine wahre Wohltat für Deinen Darm. Die gesunde, aus Asien stammende Wurzel ist ein wahres Wundermittel für Deinen Darm.

Gegrillte Zucchini – nicht nur für den Grillspaß im Sommer eine Gaumenfreude

Zutaten für 4 Personen:

- 500 g Zucchini
- 6 Knoblauchzehen
- 1 EL Bio-Zitronenzesten
- 4 EL vollmundiges Olivenöl
- 4 Zweige Thymian oder Rosmarin
- ½ rote Chilischote
- Salz und frischer Pfeffer aus der Mühle

Zubereitung:

1. Schneide die gewaschene Zucchini in feine Längs-Streifen.
2. Lege die Zucchini ausgebreitet auf ein großes Backblech.
3. Vermenge nun das Öl mit allen feinen Kräutern, dem in kleine Würfel geschnittenen Knoblauch, dem Zitronensaft und allen übrigen Zutaten,

4. Bestreiche jetzt die Zucchini mit der Marinade und lass diese gut für ca. 2 Stunden einziehen.
5. Grille das Gemüse oder schiebe das Backblech bei ca. 160 Grad für 15-20 Minuten in den Ofen.
6. Die veganen Zucchini sollten leicht goldgelb gebräunt werden.
7. Dazu schmeckt ein feiner Kräuter-Dipp.

Tipp:

Knoblauch wird nicht nur gerne in der mediterranen Küche der Italiener und Griechen verwendet.
Er dient für eine gute Durchblutung, einen beschleunigten Stoffwechsel und ist auch im Rahmen der Darmsanierung ein Schatz der Natur, auf den Du nicht verzichten darfst.

Resümee aus dem Rezepte-Teil:

Natürlich sind dies nur ein paar Beispiele von einfachen und manchmal etwas aufwendigeren Rezepten, die Du gerne individuell auch mit Zutaten der Saison abändern darfst.

In meinen Augen ist vor allem eines wichtig, wenn Du im Rahmen der Darmsanierung auf gesunde Kost achtest:

- Bitte kaufe Obst und Gemüse nach Saison:
  hier enthält es die meisten guten Nährwerte und viele Inhaltsstoffe wie Mineralien, Vitamine, Spurenelemente und Co.
- Bringe Abwechslung in Deinen Ernährungsplan.
  Auch, wenn Du nicht zu 100% vegan oder vegetarisch lebst, ist der Konsum vom Tier mit Bedacht

zu steuern.

Warum?

Im Sinne der Darmsanierung sind pflanzliche Produkte meist besser verträglich als Waren, die vom Tier abstammen.

Außerdem sollten wir stets jedem Lebewesen und der Natur mit Achtsamkeit begegnen, oder?

- Bereite nur absolut frische und möglichst naturbelassene Lebensmittel zu.

Bei alle meinen Rezepten, die ich selbst getestet habe, wünsche ich Dir nochmals:

Viel Spaß beim Kochen und Genießen!

Fazit

Nun bist Du am Ende meines Buches
angekommen!

Glückwunsch zu der Entscheidung, dass
auch sicher Du durch eine gesunde
Lebensweise Deine Darmflora im
Rahmen der Darmsanierung aufbauen,
schützen und achten willst.
Bitte beachte in Deinem ganzen Leben,
dass es sich bei Deinem Darm um ein
sehr sensibles Organ handelt, das mit
vielen Nervenzellen verbunden ist.

Unter diesem Gesichtspunkt ist eine gut
durchgeführte Darmsanierung ganz
sicher keine Eintagsfliege, die mit einer
schnellen Diät zu vergleichen ist.
Eine Darmsanierung bedeutet oftmals
eine Lebens- und Ernährungsumstellung
auf eine lange Sicht hinweg betrachtet.

Ein Appell noch am Schluss meines
Buches:

Bitte verzeihe Dir kleine Ernährungs-Sünden mit Zucker, Alkohol oder zu fettreichen Lebensmitteln.

Sind wir nicht alles Menschen und keine Maschinen?
Ja – deshalb gilt es nach Familienfesten, üppigen Mahlzeiten und Co diese „Fehler" am nächsten Tag wieder auszugleichen.

In der Summe zählt, dass Du die Sprossen auf Deiner Leiter der Ernährung in Sachen Darmgesundheit nach oben und nicht nach unten läufst. Kleine Ausrutscher gehören zu uns Menschen uns sollten Dich keinesfalls dazu bringen, Dich von Deinem positiven Lebensweg im Sinne Deiner Darmgesundheit zu verabschieden.

Wann genau möchtest Du mit der durchgeführten Darmsanierung, die auf natürliche Art und Weise Deine Gesundheit positiv beeinflussen wird, beginnen?

Schon jetzt wünsche ich Dir:

Viel Erfolg, Freude und Genuss bei der Darmsanierung.

Diese Therapie ist alles andere als nur eine „Renovierung" von Deinem Organismus – im Gegenteil!
Wetten, dass Dir persönlich die Darmsanierung sogar so richtig Spaß und Motivation verleihen kann?

Haftungsausschluss

„Die Verwendung der Informationen in diesem Buch und die Umsetzung derselben erfolgt ausdrücklich auf eigenes Risiko. Der Autor kann für etwaige Unfälle und Schäden jeder Art, die sich bei der Zubereitung der Speisen ergeben, aus keinerlei Rechtsgrund die Haftung übernehmen. Haftungsansprüche gegen den Autor für Schäden jeglicher Art, die durch die Nutzung der Informationen in diesem Buch bzw. durch die Nutzung fehlerhafter und/oder unvollständiger Informationen verursacht wurden, sind ausgeschlossen. Folglich sind auch Rechts-und Schadenersatzansprüche ausgeschlossen. Der Inhalt dieses Werkes wurde mit größter Sorgfalt erstellt und überprüft. Der Autor übernimmt keine Gewähr und Haftung für die Aktualität, Korrektheit, Vollständigkeit und Qualität der bereitgestellten Informationen. Druckfehler können nicht vollständig ausgeschlossen werden. Weiterhin beruht der Inhalt dieses Werkes auf persönlichen Erfahrungen und Meinungen des Autors. Der Inhalt darf nicht mit medizinischer Hilfe verwechselt werden."

Impressum

Autor: Anna Weidinger
1. Auflage 2019

Kontakt: Karin Schartner-Schwaiger, Hauptstrasse 8, 5600 St.
Johann im Pongau
Covergestaltung: Fiverr
Coverfoto: Depositphotos